もしものときに
すぐ動ける

応急処置52シーン

事故・災害時

駅　路上　旅行先　イベント会場など

どんな場面でも

｜編集｜三上剛人・田口裕紀子

日本看護協会出版会

はじめに

2013年に、『もしもの時に必ず役に立つ！緊急・応急処置Q&A』を日本看護協会出版会から刊行し、9年あまり経ちました。世の中では自然災害・事件・事故・パンデミックなど人々の生活を脅かす事態が次々と起こっており、同書はそのような「いつか」のために備えるものでした。本書ではさらに前進し、日常で私たち看護師や看護学生が急病や怪我に即座に対応するための本として可能な限りシンプルに、できるだけ優しく、そしてソフトにつくり上げました。

構成は、急病や怪我の対応に共通する基本的な知識とスキルを紹介する第1章と、52種類の想定シーンを集めた第2章からなります。後者ではそれぞれのケースのポイント、最初に確認すべきこと、最小限の応急処置の手順、そして重要な注意事項を簡潔に整理・解説しています。執筆は救急領域で活躍する17名の看護師にお願いし、救急看護の熟達者らしく判断や対応の難しいシーンも簡潔明瞭に仕上げてくれています。

医療施設の外で遭遇するファーストエイド場面では、医師も先輩看護師も同僚もそばにいません。しかもさまざまな環境や条件下で起こるため、全く同じ状況を予め想定しておくことはできません。そしてとくに難しいのは「このまま傷病者の様子を見るか、それとも救急車を呼ぶか」といった判断を迫られるケースです。

オーバートリアージ（実際よりも症状・容態を重く見立ててしまうこと）は許されると言われますが、現場ではできるだけ救急車の利用は控えたいという心情が起きがちです。一方で絶対にアンダートリアージ（症状・容態を軽く見立ててしまうこと）で、手遅れになることがあってはなりません。本書で紹介している多様な場面に「もし自分が遭遇したら」と想像しながら、緊急時対応の奥深さを読み取っていただければと思います。

もちろん専門的には、ここに書かれている内容よりも深い知識と技術トレーニングが必要かもしれません。しかし、応急処置が必要な場面は明日にでも、いや今日これから起こるかも知れません。本書はそのような事態に看護師として学び育んだ力を発揮するうえで、必ず役に立つものと信じています。ぜひこの1冊をあなたのそばに置いていただければ幸いです。

なお、企画段階からお声かけいただき、ZoomとSlackを使った完全非対面の打ち合わせで発刊まで伴走してくださいました、日本看護協会出版会編集部の村上陽一朗氏に感謝申し上げます。またイラストレーターの楠木雪野さんには、急な変更や要望にも即座にお応えいただきました。深く御礼申し上げます。

2022年12月　三上 剛人

編者と執筆者

編集

三上 剛人 吉田学園医療歯科専門学校 救急救命学科

田口 裕紀子 札幌医科大学 看護医療学部 看護学科

執筆（五十音順）

青木 悠 聖路加国際病院 救命救急センター

岡村 紀子 勤医協中央病院 救急センター

加藤 佐知子 聖路加国際病院 救命救急センター

香取 雅美 聖路加国際病院 救命救急センター

上川 智彦 株式会社 T-ICU 事業推進本部 メディカルサポート部

河合 正成 敦賀市立看護大学 看護学部 看護学科

佐々木 信子 青森県立中央病院 救命救急センター

佐野 成美 聖路加国際病院 救命救急センター

清水 克彦 株式会社 T-ICU 事業推進本部 メディカルサポート部

苑田 裕樹 令和健康科学大学 臨床シミュレーションセンター

高野 千佳 岩手県立中央病院 救命救急センター

多久和 善子 昭和大学 認定看護師教育センター

中村 香代 国立国際医療研究センター病院 HCU 病棟

久松 正樹 中村記念南病院 3 階急性期病棟

藤井 美幸 国立国際医療研究センター病院 救命救急センター

藤崎 隆志 小倉記念病院 救急部

山崎 誠 愛媛県立中央病院 高度救命救急センター ICU

もくじ

第2章 場面別応急処置52シーン

痙攣している！

めまいがする！

息が苦しい！

熱がある！

顔色が悪い！

気分が悪い！

吐き気がする！

お腹が痛い！

胸が痛い！

動悸がする！

骨・関節・筋肉痛！

出血している！

やけどをしている！

プロフィール

編者

三上 剛人 （みかみ・たけひと）

吉田学園医療歯科専門学校 副校長、シミュレーションセンター長／看護師・救急救命士

札幌市立病院救命救急センターに 16 年間勤務。その後、札幌市消防局救急救命士養成課程、救急救命士養成校非常勤講師など教育に携わる。一般社団法人日本救急看護学会ファーストエイド委員会担当理事、一般社団法人救急ケア開発研究所（JDIEC）代表理事。著書に『もしもの時に必ず役立つ！緊急・応急処置 Q&A』（日本看護協会出版会）、『ファーストエイド―すべての看護職のための緊急・応急処置』（へるす出版）、『CLINICAL SUPPORT BOOK』（東京法令出版）など。

田口 裕紀子 （たぐち・ゆきこ）

札幌医科大学保健医療学部看護学科 講師／救急看護認定看護師・保健師・日本DMAT 隊員

新卒から札幌医科大学附属病院高度救命救急センターに勤務。2020 年から現職。学生教育や研究に取り組みながら、臨床実践も継続している。専門は救急看護と災害看護。一般社団法人日本救急看護学会 災害看護委員、一般社団法人日本災害医学会 BHELP 運営委員会 副委員長。

イラストレーター

楠木 雪野 （くすき・きよの）

京都在住。主な仕事に『阿佐ヶ谷姉妹のおおむね良好手帳 2023』（永岡書店）、web 連載『楠木雪野のマイルームシネマ』（ザ・シネマメンバーズ）など。骨折経験のあるキジトラ猫男子と暮らしている。
wasureta-ehagaki.com/

第1章

もしものときの初期対応

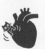

最初に行う観察

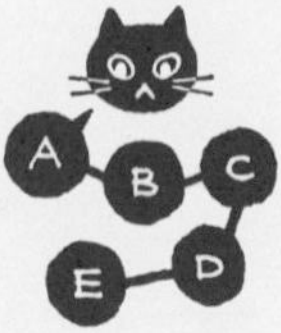

傷病者に対して最初に行う観察（ABCDE アプローチ）は、次の手順で実施する。

D → **A** → **B** → **C** → **D**

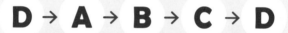

D	A	B	C	D
意識	気道	呼吸	循環	体温
Dysfunction…	Airway	Breathing	Circulation	Exposure

D 意識状態 (Dysfunction of Central Nervous System)

- **まずは、意識があるか、声かけに反応があるか、会話が可能かを判断する（反応がなく、呼吸も確認できなければ、心停止を疑い行動する）。**

A 気道開通 (Airway)

- **意識の確認で反応がない場合は、気道の開通を確認する。**

正誤表

『もしものときにすぐ動ける 応急処置52シーン』

（第1刷／2023年1月20日発行）

下記の箇所に誤りがございました。謹んでお詫び申し上げますとともに、訂正させていただきます。

頁	該当箇所	誤	正
2	「傷病者に対して最初に行う観察（ABCDEアプローチ）」のアルファベット順序	D→A→B→C→D	D→A→B→C→E

2023年1月

株式会社日本看護協会出版会

- 呼びかけて声が出れば気道は開通している。いびきや、のどの奥で痰が絡むような「ゴロゴロ」という音がする場合は気道の確保が必要。

B　呼吸 (Breathing)

- 呼吸が速いか遅いか観察する。呼吸回数が……
  - ▶ 1 分間に 10 回以下は「少ない（呼吸が遅い）」
  - ▶ 1 分間に 15 回前後は「正常」
  - ▶ 1 分間に 28 回以上は「異常（呼吸が早い）」

- 呼吸に伴う胸やお腹の動きを観察。

C　循環 (Circulation)

- 全身の循環状態が悪いと、心拍数の上昇や血圧が低下し、以下の症状がみられることが多い。
  - ▶ 顔色が青白くなる。
  - ▶ 全身に冷や汗をかいている。
  - ▶ 皮膚を触ると冷たく、じっとり湿っている。（四肢冷汗）
  - ▶ 脈が速い／遅い。もしくは脈の触れかたが弱い。

E　体温 (Exposure)

- 必要に応じて保温し、低体温の予防に努める。
  - ▶ 低体温の有無を把握。
  - ▶ 保温、濡れた衣類の除去。

気道の確保

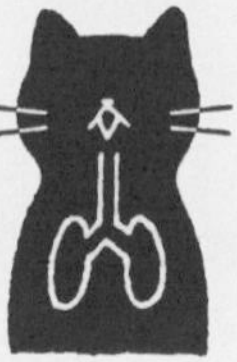

頭部後屈顎先挙上法

● **一般的な方法。**

▶ 頭側の手のひらを額に置く。
▶ 足側の手の人差し指と中指を、あご先に当てる。
▶ あご先を持ち引き上げながら、頭を後にそらす。
▶ 頭や首に損傷の恐れがある場合は**「下顎挙上法」**を行う（次のページ）。

◀◀ **頭部後屈顎先挙上法** ▶▶

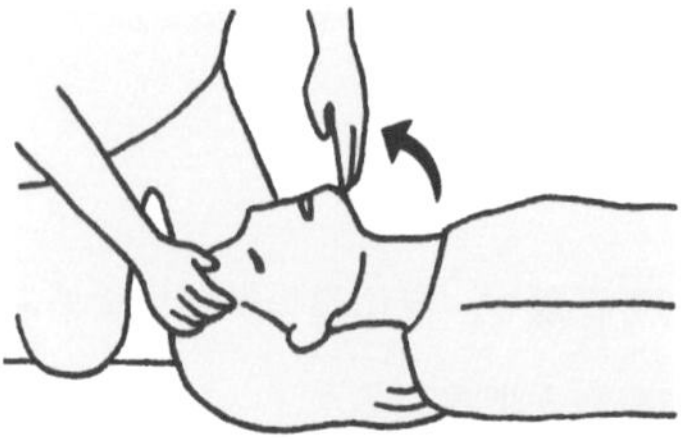

◉ あごの柔らかい部分を押さない。
◉ 頭を後へそらせすぎてはいけない。
◉ 首を痛めている恐れがある場合は行わない。

下顎挙上法

● **頸椎に損傷が疑われる場合に最も適した方法。**

▶ 頭側から両手で顔をはさみ、動かないように固定する。
▶ 両手の指で、下あご部分だけを上に持ち上げる。

◀◀ 下顎挙上法 ▶▶

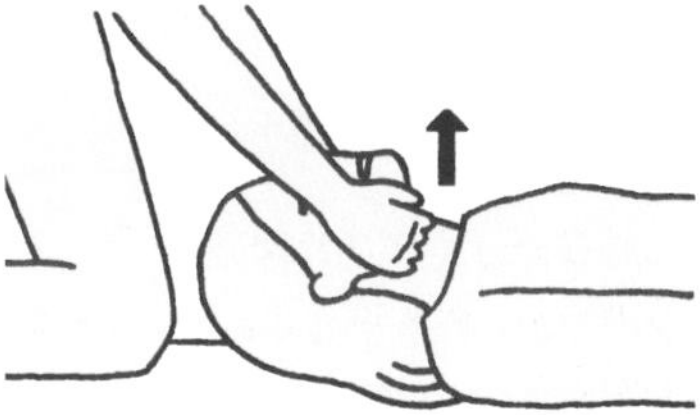

◉ 頭を後にそらせてはいけない。
◉ 乳児の気道確保はこの方法で行う。

意識状態の確認

JCS（Japan Coma Scale）

I 刺激しないでも覚醒している状態

0　意識清明
1　見当識は保たれているが意識清明ではない
2　見当識障害がある
3　自分の名前・生年月日が言えない

II 刺激すると覚醒する状態

10　普通の呼びかけで容易に開眼
20　大きな声やからだを揺さぶることで開眼
30　痛み刺激と呼びかけ継続でかろうじて開眼

III. 刺激しても覚醒しない状態

100　痛み刺激に対して、払いのける動作をする
200　痛み刺激で少し手足を動かす、顔をしかめる
300　痛み刺激に全く反応しない

GCS（Glasgow Coma Scale）

E　開眼（eye opening）

4　自発的に開眼
3　呼びかけにより開眼
2　痛み刺激により開眼
1　痛み刺激でも開眼しない

V　最良言語反応（best verbal response）

5　見当識あり
4　混乱した会話
3　不適当な発語
2　理解不明の音声
1　発語なし

M　最良運動反応（best motor response）

6　命令に応じる
5　痛み刺激を認識する（手で払いのける）
4　痛み刺激から逃避する（手足を引っ込める）
3　痛み刺激に対して屈曲運動を示す
2　痛み刺激に対して伸展運動を示す
1　痛み刺激に対して反応しない

AIUEOTIPS《アイウエオチップス》（意識障害の原因）

A：alcohol **アルコール**

I：insulin **低血糖・高血糖**

U：uremia **尿毒症**

E：electrolytes **電解質→ Na・K・Ca・Mg の異常**

O：opiate **麻薬** / overdose **薬物中毒**

oxygen **低酸素血症**

T：trauma **外傷** / temperature **高体温・低体温**

I：infection **感染症**

P：psychiatric **精神疾患**

S：stroke/SAH **脳血管障害**

◉ **意識状態は気道・呼吸・循環の状態が正常であることが確認できたうえで行う。**

▶２ページ「ABCDE アプローチ」

◉ **時間の経過とともに変化するので、繰り返し確認して、その推移を把握することが重要。**

めも

- [ ]
- [ ]
- [ ]
- [ ]
- [ ]
- [ ]
- [ ]
- [ ]
- [ ]
- [ ]
- [ ]

回復体位

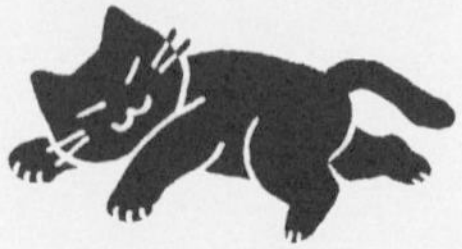

回復体位

● 呼びかけに反応はないが、正常な呼吸のある場合、横向きに寝かせることで、胃の内容物がのどや気道に詰まるのを防ぐことができる。手順は以下のとおり。

❶ 安全な場所へ移動する。
❷ 横に寝かせて、下側の腕を前に伸ばす。
❸ 上側の腕を曲げて、その手の甲に顔を乗せる。
❹ 上側の膝を 90 度曲げて、前方に出す。

◀◀ 回復体位 ▶▶

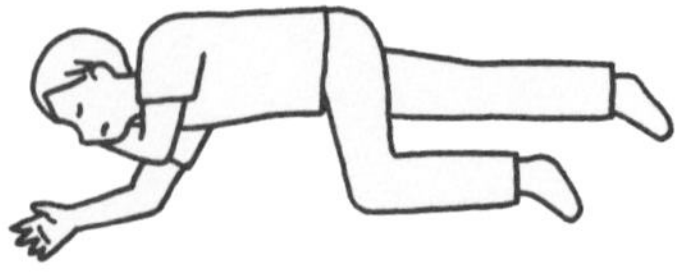

◉ 30 分ごとに体位の左右を変更する（下になった部位の神経が圧迫され続け危険なため）。

◉ 呼吸がなく心肺蘇生法を行う場合は、頸椎がねじれないよう頭を支えながら仰向けにする。▶ 12 ページ

その他の安静体位

● 仰臥位

背中を下にした水平な仰向けにし、全身の筋肉などに無理な緊張を与えない状態にする。心肺蘇生法に適し、最も安定かつ自然な体位。

● 座位

胸や呼吸の苦しさを訴える傷病者で、座った状態が楽だと感じている場合に適している。

● 半座位

上半身を軽く起こす。座位と同じく傷病者がこの状態を楽と感じる場合や頭部の怪我や脳血管障害が疑われる場合に適している。

● 下肢挙上

仰臥位で足側にクッションなどを敷き足を高くする。貧血や出血性ショックで血圧が著しく低い傷病者に適している。

心肺蘇生

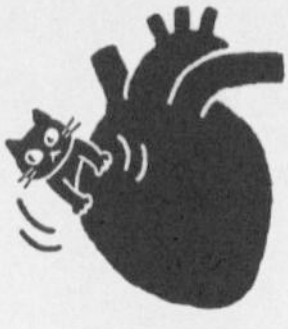

❶ 反応なし！

呼びかけても返事がない。

↓

❷ 人を呼ぶ、119 番通報

応援を呼ぶ。AED を探す／探してもらう。

↓

❸ 心停止の判断

呼吸と脈拍の有無を、

▶ **10 秒以内に** 確認する。

❹ 胸骨圧迫を実施

呼吸・脈拍がどちらもない、もしくは判断に迷う場合に行う。

▶ **強く**（5～6㎝）
▶ **速く**（100 ～ 120 回 / 分）
▶ **絶え間なく**（中断を最小限に）

⬇

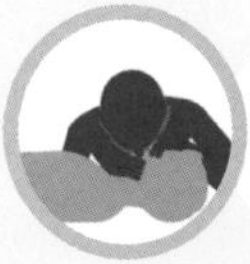

❺ 胸骨圧迫・人工呼吸を実施

人工呼吸の準備ができ次第行う。

▶ **胸骨圧迫 30 回**
▶ **人工呼吸　2　回** で開始する。

⬇

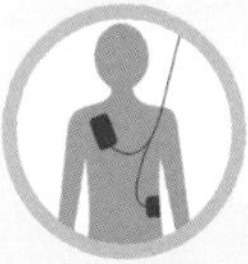

❻ AED を使用

用意ができ次第パッドを装着する。

!

救急車が到着して救急隊に引き継ぐまで、心肺蘇生を中止しない。以下の兆候がみられたら、心肺蘇生を中止する。

▶ 身体が動き出した。
▶ うめき声を出した。
▶ 普段どおりの息をし始めた。

圧迫止血

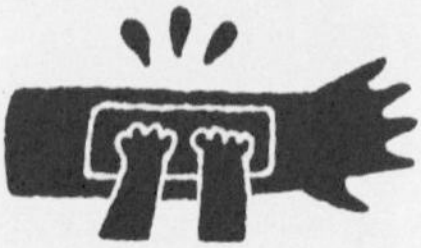

直接圧迫止血

● 傷口の上からガーゼやハンカチで強く押さえ、しばらく圧迫する。包帯を強めに巻くことでも同様の止血効果がある。

◀◀ 直接圧迫止血 ▶▶

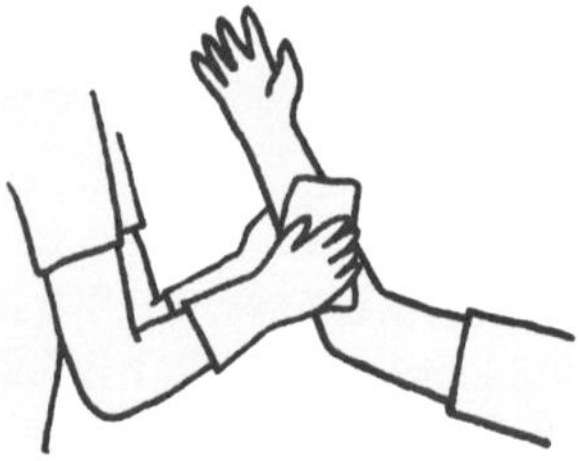

間接圧迫止血

● 直接圧迫止血法が困難な場合などに行う。出血部位よりも心臓に向けて上流にある動脈の止血点を強く圧迫する。

◀◀ 動脈がある場所 ▶▶

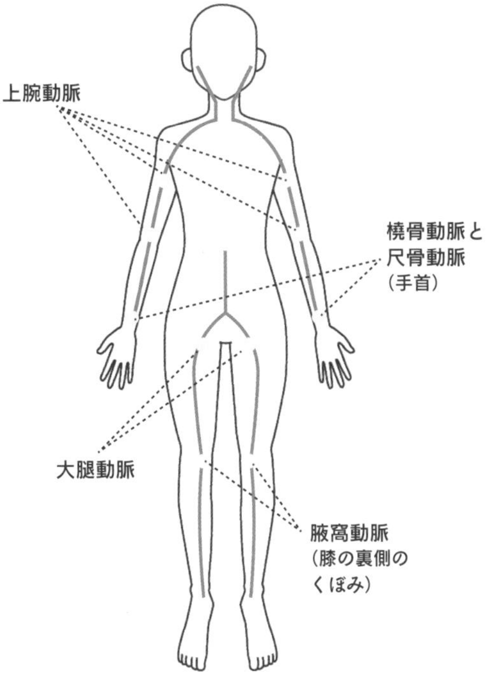

◀◀ 止血点 ▶▶

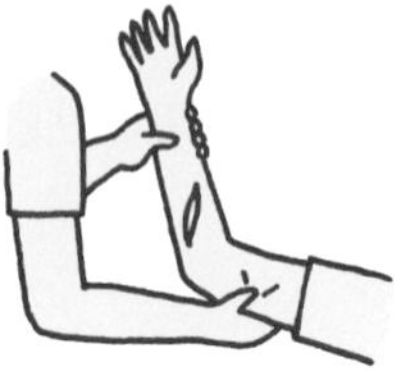

二の腕の中央にある、上腕動脈を圧迫する。

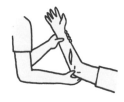

肘の内側のくぼみにある、上腕動脈を圧迫する。

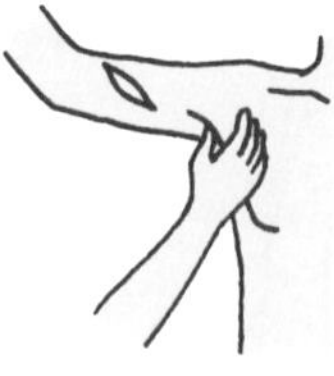

腋の下のくぼみの中央から親指で上腕骨に向け腋窩動脈を圧迫する。

手のひらを鼠径（そけい）部に当てて、肘を伸ばして体重をかけ、大腿動脈を圧迫する。

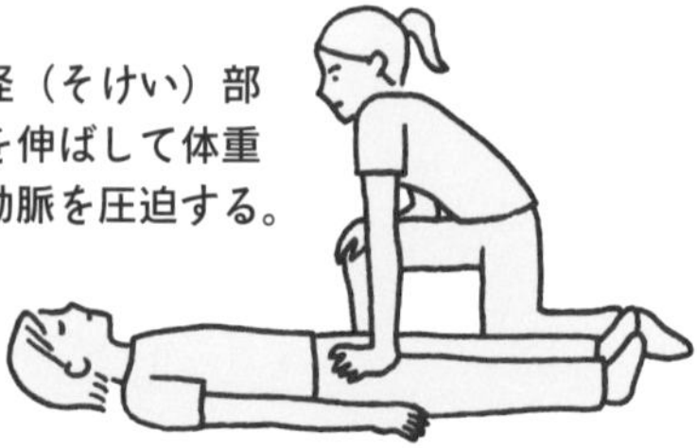

めも

- [ ]
- [ ]
- [ ]
- [ ]
- [ ]
- [ ]
- [ ]
- [ ]
- [ ]
- [ ]
- [ ]

RICE処置

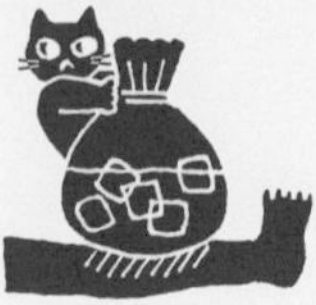

患肢や患部を安静（Rest）にし、氷で冷却（Ice）し、弾性包帯やテーピングで圧迫（Compress）し、患肢を挙上（Elevate）することで、出血・腫脹・疼痛の悪化を防ぐだけでなく、治りを早くする効果がある。

Rest　安静

▶ まず患部を動かさない、体重がかからないようにする。

▶ 副子やテーピングを用いて損傷部位を固定する。厚紙、板きれ、フェイスタオル、ダンボール、丸めた新聞紙・雑誌などで代用できる。

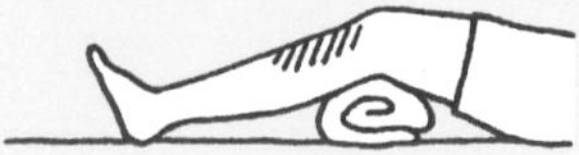

Ice　冷却

▶ ビニール袋などに氷を入れ空気を抜く。直接患部に当てずタオルでくるむ。

▶ 15～20 分間冷却し、患部の感覚がなくなったら一旦外す。痛みが現れたら再び冷却する。

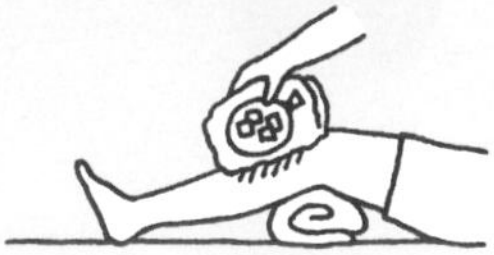

Compress　圧迫

▶ テーピングや弾性包帯などで患部を圧迫する。

▶ 圧迫が強すぎると血管や神経に異常が生じる場合があるため注意する（患部先端の皮膚・爪のチアノーゼに注目）。

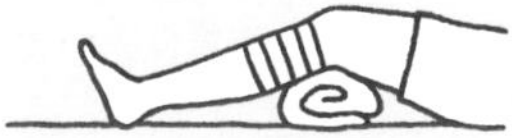

Elevate　挙上

▶ できるだけ患部を心臓より高く挙げるようにする。椅子やクッションなどに患部をのせる。

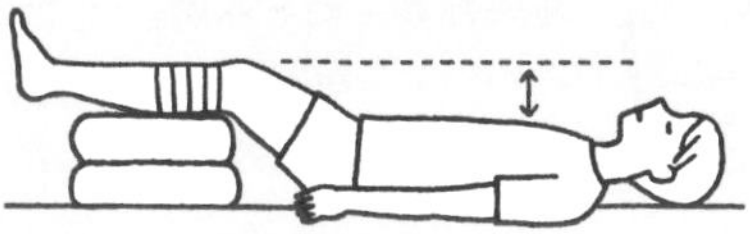

脱水症状

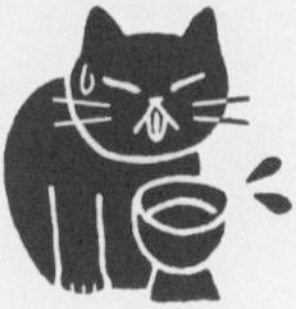

3種類の脱水状態

▶**高張性脱水**：水分が電解質よりも多く失われて、体液が濃くなっている状態。→ 汗を大量にかいたとき。

▶**等張性脱水**：水分と電解質が同じ割合で失われている状態。→ 下痢や嘔吐のとき。

▶**低張性脱水**：水分よりも電解質が多く失われている状態。→ 汗をたくさんかいて、電解質のあまり含まれないお茶や水などを大量に飲んだとき。

体内水分量

● 体の約 60%は水分で、体重 60kg の成人男性の水分量は約 36kg。尿や便、呼吸や汗から 1 日に 2.5L が失われるため、ほぼ同量の水分を食事や飲水により摂取する必要がある。

◀◀ 脱水時の症状 ▶▶

	水分の喪失量	電解質の喪失量	症状
軽症	体重の約 2%	0.50（g/kg）	口渇、頭痛、倦怠感、脱力感、無関心、食欲不振、立ちくらみ
中等症	体重の約 3 ～ 6%（2 ～ 4L）	0.50 ～ 0.75（g/kg）	強い口渇、口腔内乾燥吐き気・嘔吐、脱力感、めまい、乏尿、眼球陥没、濃縮尿、皮膚粘膜乾燥、皮膚弾力低下、不安、脈拍微弱、低血圧
重症	体重の約 7 ～ 14%（4 ～ 8L）	0.75 ～ 125（g/kg）	不安感、幻覚、血圧低下、頻脈、体温上昇・下降、循環不全、ショック、昏睡・昏迷

問診

すばやく知りたい情報

S sign 症状

A allergy アレルギーや喘息の有無

M medication 服用している薬剤

P pregnancy & past history 妊娠＆既往歴

L last meal 最後に食べた食事の内容

E event 現病歴で何が起こったか

痛みや呼吸困難がある場合

O onset **発症機転**
▶いつから始まったか

P palliative & provocative **寛解・増悪**
▶どんな時に良くなる・悪くなるのか

Q quality & quantity **性状・強さ**
▶痛みは 1 ～ 10 でどのくらいか。どんな痛みか

R region & radiation **部位・放散痛**
▶痛い場所、放散痛の有無

S symptoms **随伴症状**
▶他に症状があるか

T time **時間・時系列**
▶どのぐらい続いているか

!
◉ **これらのほか、ADL や排便・排尿の状況も聴取する。**

第2章

場面別応急処置

52シーン

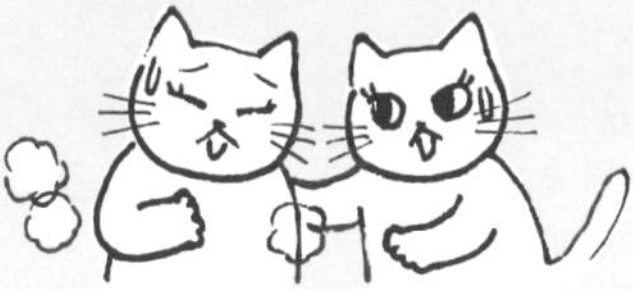

症状もくじ

傷病名もくじ

音楽ライブ会場で
失神した20代の女性。
意識は取り戻したけれど、
「気分が悪い」と言っている。

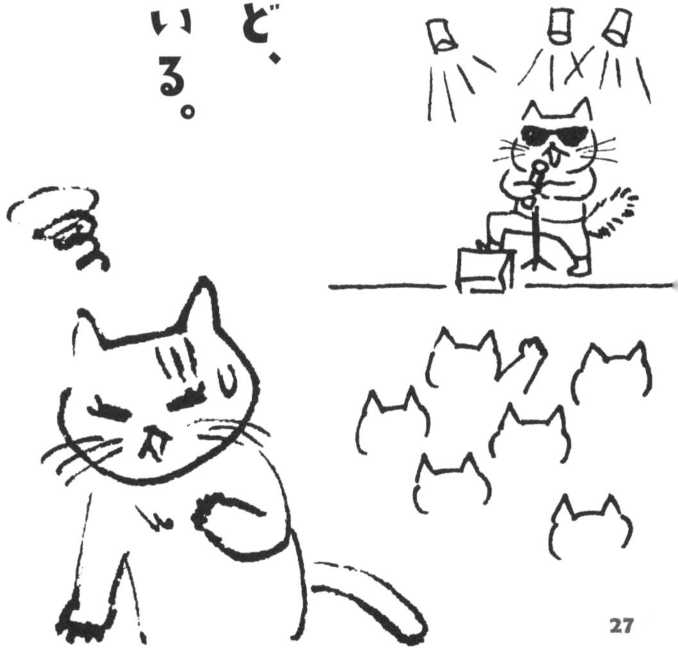

ポイントはここ！

- 失神
- 意識障害
- 若い女性

はじめにチェック！

- □ 循環と意識に問題がありそうなので注意する。
- □ 橈骨動脈が触れにくい場合は下肢挙上を試みる。
- □ 数分で意識が戻らなければ、意識障害として対応する。▶▶ 6 ページ

応急処置！

1. 静かな場所で安静を促す。
2. 回復したように見えても立位や歩行で悪化することがあるため、移動時は要注意。
3. 貧血様症状（下眼瞼結膜の蒼白、皮膚色）と経時変化を観察する。▶▶ 86 ページ
4. 転倒時の打撲の有無を確認

注意しよう！

▷ 若年者の失神は**迷走神経反射**が多く、十分な安静で回復することが多い。

▷ **長時間の起立、極度の興奮、人ごみのストレス、脱水気味**の時に起こりやすい。

▷ ABCD が正常化すれば、多くの場合は**帰宅**しても大丈夫。▶▶ 2ページ

▷ 本人は状況を理解できないことが多いので、**繰り返し説明する**。

（中村 香代）

めも

□

□

□

□

□

□

□

□

□

□

□

2 心原性失神

授業中、男子学生が
「心臓の鼓動がおかしい」
と言って倒れた。
脈が乱れている。

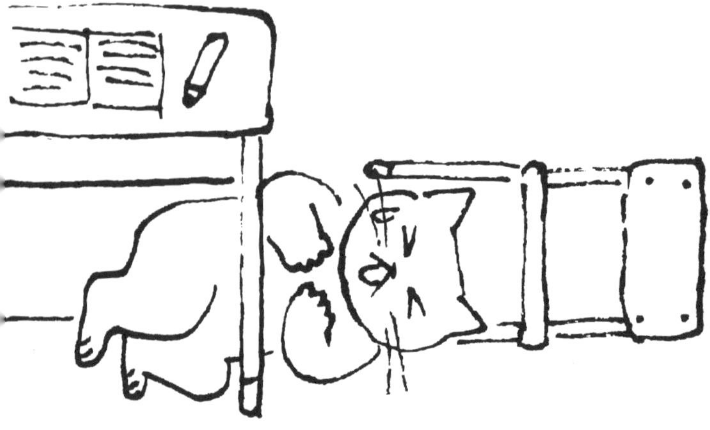

ポイントはここ！

- 失神
- 動悸
- 脈の乱れ

はじめにチェック！

- □ 意識がない場合はすぐに呼吸と循環の状態を確認する。▶▶2ページ
- □ 意識がある場合、まだ動悸が続いているか聞く。
- □ 脈拍を触知し、弱く速い、冷たく湿っている、といった所見がないか確認する。
- □ 会話ができれば、これまで同じような症状で意識を失ったことがあるか聞く。

応急処置！

❶ 意識、呼吸、循環がなければ迷わず心肺蘇生を実施する。▶▶12ページ

❷ 会話ができても、すぐには起き上がらせない。

❸ 動悸が続く、冷や汗が出る、意識が遠のく感じがするといったショック症状の観察を続ける。

注意しよう！

- ▷ 心原性ショックによる失神は**突然死**につながる。
- ▷ **成人男性に多く発症**する。男女比９：１で圧倒的に男性に多い。
- ▷ 心臓突然死は**家族歴**が関連すると言われる。近親者で若いうちに突然死した人がいないか聞く。
- ▷ 回復しても不整脈の判断には**心電図検査**が必要なため、**病院を受診**するよう説明する。
- ▷ エナジードリンクの多飲などの情報があればカフェインの過剰摂取も考慮する。

（中村 香代）

めも

- □
- □
- □
- □
- □
- □
- □
- □

在宅酸素療法中の祖父。
今日は元気がない。
声をかけても返事がなく、
呼吸がすごく遅い。

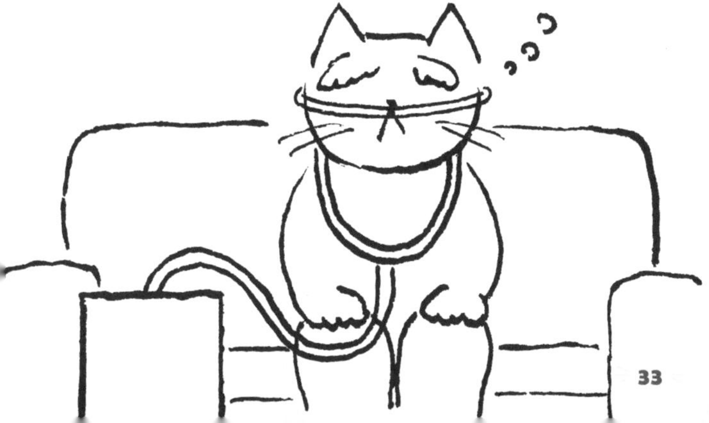

ポイントはここ！

- 在宅酸素療法
- 呼吸
- 意識障害

はじめにチェック！

- □ **意識**と**呼吸**に問題がありそうなので注意する。
- □ 寝ているだけかもしれない。両肩を叩くなど刺激して覚醒するか確認する。
- □ ABCDEアプローチで状態を確認する。
  ▶▶2ページ
- □ **パルスオキシメーター**があればSpO_2値を測定。

応急処置！

❶ 酸素の**流量を確認**し、指示どおりでない場合は**指示流量**に戻す。

❷ 同居家族を呼び、座位の場合は**転落予防**、そして**呼吸停止**に備えすぐに**心肺蘇生**ができるよう**臥床**させる。▶▶11ページ

❸ **救急車を呼ぶ**。

❹ 適宜刺激を与えながら声かけし、経時変化を観察する。

⑤ **意識障害**が高度な場合は気道を確保する。

▶▶4ページ

⑥ **意識がなく呼吸・脈拍が停止**した場合、**心肺蘇生**（下図を参照）**を開始**。▶▶12ページ

注意しよう！

▷ CO_2ナルコーシスの３徴は**意識障害、自発呼吸の減弱、高度の呼吸性アシドーシス**。

▷ 酸素化と補助換気が必須のため、**いち早く救急車を呼ぶ**。

▷ 基礎疾患の経過が長く、主治医と状態変化時のアクションプランを取り決めている場合はそれに従う。

▷ 身内の急変は焦りがちだが、**落ち着いて行動する**よう心がけよう。

（岡村 紀子）

めも

☐

☐

☐

☐

☐

④ 脳血管障害

結婚式の披露宴で、
高齢男性が座ったまま
いびきをかいている。
声をかけたが、
反応がない。

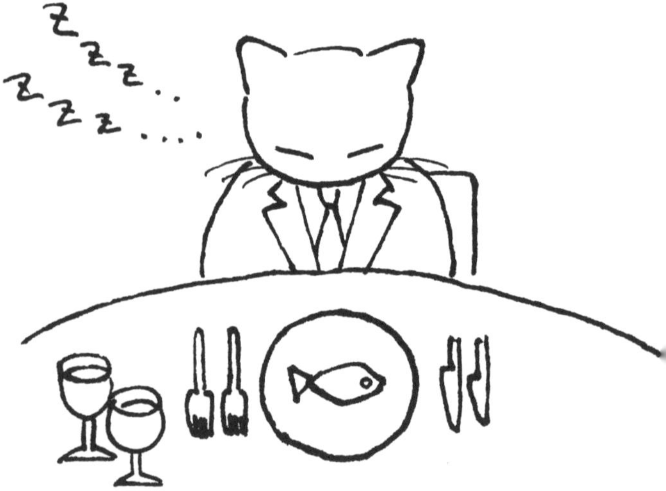

ポイントはここ！

- 高齢男性
- 意識障害
- いびき呼吸

はじめにチェック！

- □ 意識と、気道・呼吸に注目する。
- □ 両肩を優しく叩きながら呼びかけ、意識を確認。
- □ ABCDE アプローチで状態を確認。 ▶▶2ページ
- □ ショックの兆候の有無を確認する。

▶ショックの5兆候（5P）

① 皮膚・顔面蒼白（Pallor）
② 発汗・冷や汗（Perspiration）
③ 肉体的・精神的虚脱（Prostration）
④ 脈拍微弱（Pulselessness）
⑤ 不十分な促迫呼吸（Pulmonary insufficiency）

応急処置！

❶ 周囲の人と協力し、愛護的に椅子から下ろして安静臥床させる。

❷ ネクタイやベルトを緩め、**楽に呼吸ができる体位**をとる。舌根沈下や嘔吐による**気道閉塞**を予防するために**回復体位**をとる。▶▶10ページ

❸ **救急車を呼ぶ**。

❹ 呼吸停止していたり、脈拍が確認できない場合は**心肺蘇生**を開始する。▶▶12ページ

注意しよう！

▷「**AIUEOTIPS**」で意識障害の原因を探る。
▶▶8ページ

▷ GCSやJCSなどの客観的スケールで**意識レベルを評価**する。**GCS８点以下、JCS30以上**では**重度の意識障害**と判断され、緊急度・重症度が高くなる。まずはABCの観察と異常への対応が必要。▶▶2ページ

▷ 救急車を待つ間、周囲の人に対して、本人がいつもどおりに過ごせていた**最終健常確認時刻**を確認し、**家族への連絡**を行う。

▷ お酒のある席でも「酔っぱらっているだけ」と**思い込まず**、様子がおかしいと思ったら声をかけてみる。

（佐々木 信子）

ボクシングの試合観戦に
熱中していた60代男性が、
激しい頭痛を訴え、
嘔吐し始めた。

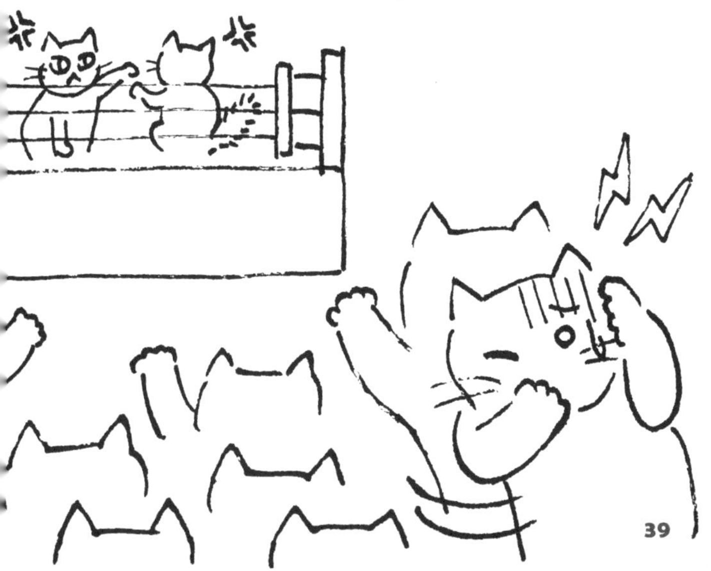

ポイントはここ！

- 激しい頭痛
- 嘔吐
- 60 代の男性

はじめにチェック！

□ 嘔吐による誤嚥、窒息に注意する。
□ 頭蓋内圧が亢進している可能性があるので意識状態の変化に注意する。
□ 意識レベルの低下が見られれば意識障害として対応する。

応急処置！

❶ 第一印象を把握しショック兆候の有無を確認する。
❷ 安静臥床させる。脳圧亢進している可能性があるため頭部を 30° 程度挙上し、頸部の過伸展、ねじれを避ける。
❸ 嘔吐が持続すれば誤嚥予防のため側臥位にする。
❹ ABC の評価（呼吸パターンやショック兆候の有無）
❺ JCS か GCS で意識レベルを評価。▶▶ 6 ページ
❻ 対光反射、瞳孔不同、眼球変位や偏視の有無を

確認する。

⑦ **四肢麻痺**の有無を確認する。

⑧ **痛み**の程度と部位を確認する。

⑨ **髄膜刺激症状**（項部硬直、ブルジンスキー徴候、ケールニッヒ徴候など）を確認する（下図を参照）。

⑩ **意識障害や神経脱落症状**が見られた場合はすぐに**救急車を呼ぶ**。

注意しよう！

▷ 突然発症で、これまでに**経験のない激しい頭痛**は緊急度が高いことが多い。

▷ JCS30 以上、GCS8 点以下の場合は重症度、緊急度は極めて高い。

▷ 脳出血やくも膜下出血であった場合、再出血の可能性があるため、できるだけ**刺激を避ける**。

▷ 脳血管障害の場合、速やかな**救急搬送**が予後の改善につながる。

（山崎 誠）

▶髄膜刺激症状の確認

●項部硬直：頭部を前屈させようとすると抵抗が感じられる。硬直が強いと項部が板状となり肩が浮く（①）。

●ブルジンスキー徴候：頭部を前屈させようとすると股関節と膝関節が曲がる（①）。

●ケールニッヒ徴候：下肢を股関節で 90 度に曲げ、膝を 130 度以上伸ばそうとすると抵抗が感じられ、痛みを訴える（②）。

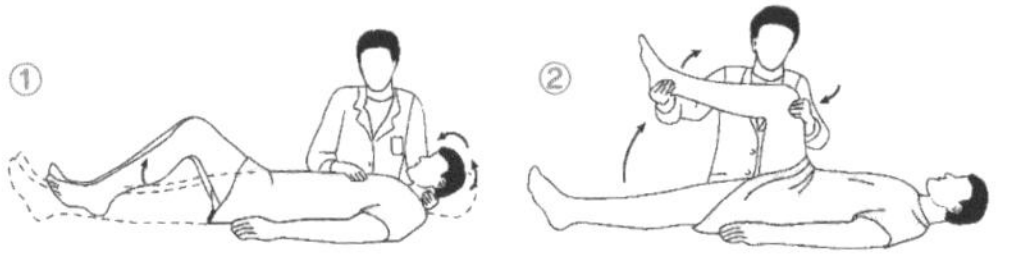

祖母とテレビを観ていたら、
「顔が麻痺して
お茶が口からこぼれる」
と言い出した。

ポイントはここ！

顔面麻痺
高齢の女性
脳卒中スケール

はじめにチェック！

- □ 脳卒中の可能性があるため、急激な意識レベルの低下に注意する。
- □ 低下の場合は意識障害として対応。
- □ 顔面麻痺のため、嚥下障害による誤嚥に注意する。

応急処置！

1. 第一印象を把握し、ボーッとした様子はないか、会話は成立するか確認する。
2. ABCD 評価、特に呼吸パターンや不整脈の有無に注意する。▶▶2ページ
3. JCS か GCS で意識レベルを評価。▶▶6ページ
4. 脳卒中スケール（次ページ）で症状の確認を行う。
5. 発症した時間を確認する。
6. 脳卒中スケールで症状がある場合は、すぐに救急車を呼ぶ。

▶ FAST（米国脳卒中協会 推奨）

脳卒中が疑われる場合の３つのテスト	
① Face（顔の麻痺）	笑顔をつくらせ、顔の片側が下がっていないか確認
② Arms（腕の麻痺）	両手を挙げた状態で保持できるかを確認
③ Speech（言葉の障害）	普段と同じように話せるかを確認
→ Time（時間の勝負）	上記症状が１つでもあれば脳卒中を疑う

▶ CPSS（シンシナティ病院前脳卒中スケール）

以下のうち１つでも異常がある場合は脳卒中を強く疑う
● 顔のゆがみ（笑顔をつくらせる、歯を見せるようにする） 顔の動きが左右対称 → 正常 片側がもう片方と同様に動かない、垂れ下がっている → 異常
● 上肢の挙上（眼を閉じて腕を 10 秒間をまっすぐ前に挙げさせる） 両腕が同様に挙がる、もしくは両腕が全く挙がらない → 正常 片方が動かないか、片方が下にずれている → 異常
● 構音障害（話をさせる） 滞りがなく正確に話せる → 正常 不明確だったり間違ったことを話す、全く話さない → 異常

注意しよう！

▷ 発見時間と発症時間は同じではない。**症状がいつから出たのか**を必ず確認する。

▷ **脳梗塞**であれば発症から**4.5時間以内**は血栓溶解療法、**8時間以内**であれば血栓回収療法の適応となるため速やかな**救急搬送**が予後の改善につながる。

（山崎 誠）

温泉から上がってきた父が
「頭痛がする」と言う。
血圧を測ったら、
200/120mmHgと表示された。

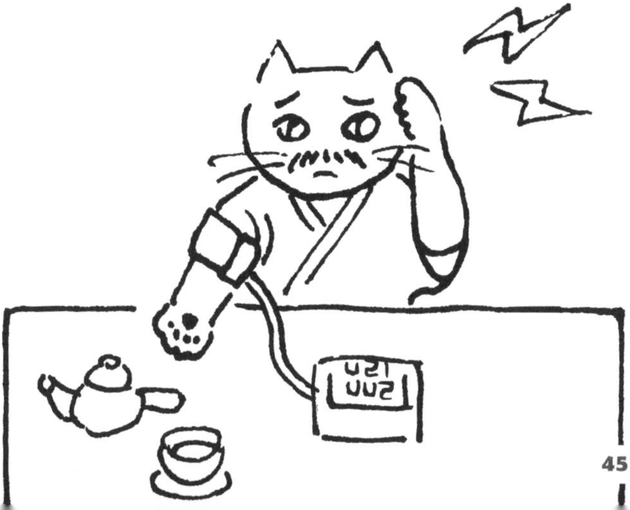

ポイントはここ！

- **血圧の高度の上昇**（多くは 180/120mmHg 以上）
- **自覚症状**
- **臓器障害**

はじめにチェック！

- □ 普段の血圧はどのくらいか確認する。
- □ 高血圧に伴う**臓器障害**を見逃さないこと。
- □ **意識障害や悪心・嘔吐**があるか（**脳出血**）。
- □ **胸痛**の有無（急性冠症候群や大動脈解離）。▶▶ 111 ページ
- □ **呼吸困難**があるか（**急性左心不全**）。

応急処置！

❶ 横になって**安静**にするよう促す。▶▶ 10 ページ

❷ **血圧測定を繰り返し**、その変化をみる。高値が続いたり、値が不安定な時は**救急車を呼ぶ**ことも考える。

❸ 体が熱くても、**急激に冷却すると**さらに**血圧が上昇する**可能性があるため注意する。

❹ 湯冷めしている場合には適度に保温をする。

注意しよう！

▷ 症状に不安を感じている場合には、**安心**させるよう配慮し声かけをする。

▷ **意識レベルの変化**、**胸痛**や**呼吸困難**などの症状があれば**臓器障害**を疑い、救急車を呼ぶ。

（多久和 善子）

めも

オフィスビルの前で
中年の男性が倒れていて、
全身けいれんを起こしている。
呼びかけても意識がない。

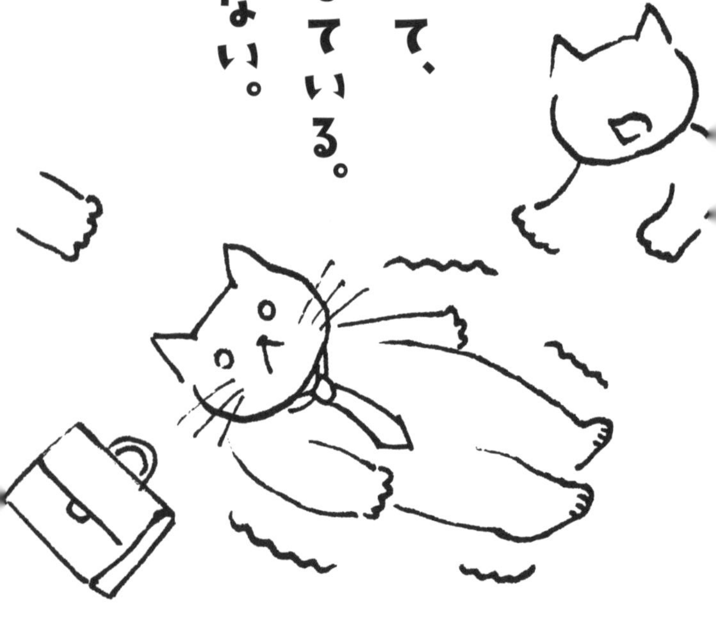

ポイントはここ！

- **硬直間代発作**
- **打撲**
- **窒息・誤嚥**

はじめにチェック！

- □ ABCDEアプローチを実施する。▶▶2ページ
- □ 周囲の人に、**どのように倒れたのか**を聴取する。
- □ 痙攣した時に**打撲**をしていないか確認する。
- □ てんかんの**既往**はないかを確認する。

応急処置！

1. 周囲を確認し、**安全を確保**する。
2. てんかん発作の観察を行う。
3. 吐物による**窒息や誤嚥**を防ぐため、痙攣がおさまった後は**回復体位**をとる。▶▶10ページ
4. **揺さぶったり大声をかけたりせず、意識の確認、安楽な呼吸**を確保する（ベルトを緩めボタンを外す）。

注意しよう！

▷ 痙攣発作が起きている現場を見ると、「何かしなくては！」と慌ててしまいがちだが、その場では**本人の安全を確保**することぐらいしかできない。**発作は数分で収まる**ため、それまでは落ち着いて**待つ**こと。

▷ 痙攣発作中は**歯をかみしめている**ことがあるが、**無理やり手を入れるなどはしない**。

▷ 痙攣発作が**何度も続く、長い、短時間に繰り返す**場合は**重積状態**と考え、**救急車を呼ぶ**。

▷ 意識が回復しても、本人はその時のことを**覚えていない**。意識がもうろうとしている状況でもあるため、周りの人が**安全を確保**してあげることが重要。

▷ **回復した場合でも受診**を勧める。受診の際は**車の運転はしない**よう注意しておく。

（久松 正樹）

めも

□
□
□
□

9 熱性痙攣

熱があったので保育園を
休ませていた子どもが、
自宅でけいれんを
起こし始めた。

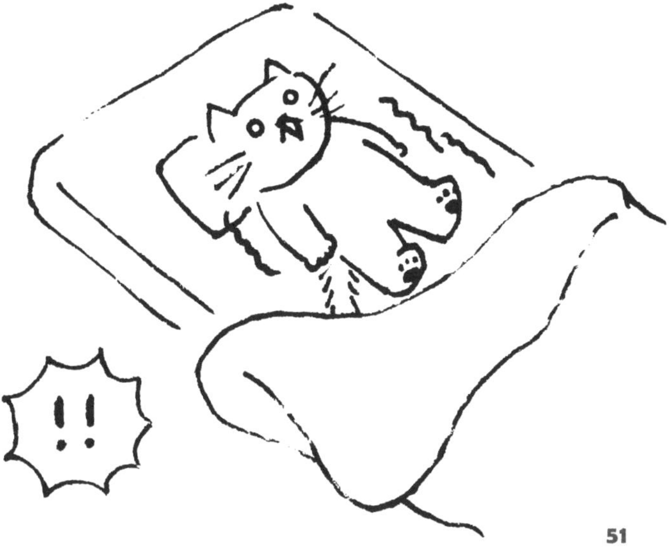

ポイントはここ！

- **小児**
- **安全確保**
- **持続時間とタイプ**

はじめにチェック！

- □ **第一印象の把握**と痙攣を起こした場所が**安全な環境**か確認する。
- □ **橈骨動脈で循環の確認**をするが痙攣中は困難なことが多いので**痙攣が止まってから**再評価する。
- □ 痙攣の**持続時間とタイプ**を把握する。30分以上持続、または30分間発作を繰り返し**意識障害**を伴う場合は**痙攣重積**で緊急度が高い。

応急処置！

❶ 痙攣を起こした場所の**安全確保を第一優先**する。
❷ ABCD（▶▶2ページ）の確認、特に痙攣に伴い**呼吸停止**していないか確認する。痙攣に伴う呼吸停止が見られれば、下顎挙上による**気道確保**を行う。▶▶4ページ
❸ 痙攣中の嘔吐による誤嚥を予防するため、**顔を**

横に向ける。顔だけ横向きにできない場合は体全体を横向きにして背中を支える。▶▶10ページ

④ **JCS、GCS**（▶▶6ページ）や**AVPU**（下表参照）で意識レベルを評価する

⑤ 家族から病歴を聴取する。

⑥ 痙攣時の**外傷の有無**を確認する。

▶ AVPU評価スケール

評価	状態	相当するJCS
Alert	意識があり、見当識もある	JSC Ⅰ桁
Verbal	言葉に反応するが、 見当識はない	JCS Ⅰ～Ⅱ桁
Pain	痛みだけに反応する	JCS Ⅱ～Ⅲ桁
Unresponsive	言葉・痛みに反応しない	JCS 300

注意しよう！

▷ 舌を噛まない目的で口に物を詰めると、喉がふさがり**窒息する危険性**があるので行わない。また、指を入れると**噛まれる危険性**がある。

▷ 痙攣発作が治まり、普段の様子と変わりなくても**病院を受診**する。熱性痙攣であれば経過観察となる場合が多いが、背景に**重篤な疾患**が隠れている可能性がある。

▷ 目の前で発作を見た家族は**動揺**や**不安**が強いので精神的な援助を行う。

（山崎 誠）

10 末梢性めまい

駅のトイレで高齢の女性が
うずくまっている。
「めまいがして動けない」
と言っている。

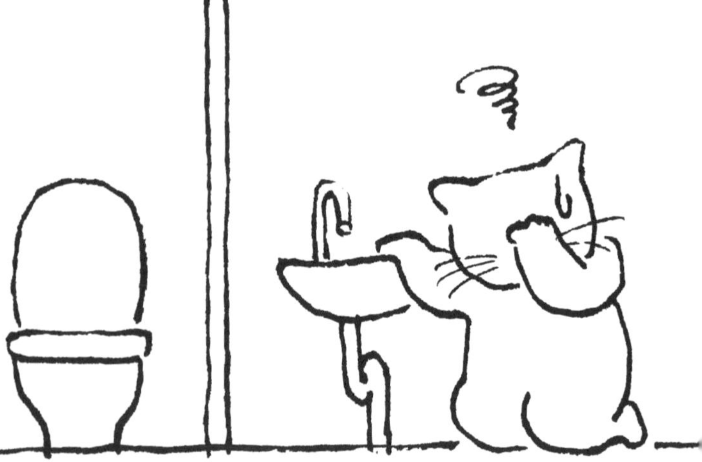

ポイントはここ！

- **良性発作性頭位めまい症**
- **前庭神経炎**
- **メニエール病**

はじめにチェック！

□ **どのような時**にめまいが**強くなるか**を確認（「動かなければ大丈夫」「頭を動かすとめまいがする」など）。

□ **血圧低下**に伴うめまい（脳循環不全）は**脈や四肢冷感**を確認する。

□ **注視性眼振**（注視した際に誘発される眼振）の有無を確認する。

□ 過去にも同様のめまいを経験したか確認する。

□ **既往歴、内服薬**を確認する。

□ 病側（例えば脳梗塞のあった側）の**顔面感覚障害**、または病側とは**反対側の体の感覚障害**がないか。

□ **飲み込み**の障害はないか。

□ **回転性**（ぐるぐるするような）めまいか。

□ **運動失調**（手足を伸ばすとその方向が定まらない）がないか、**指鼻指試験**を行う（次ページの図参照）。

□ **回内回外試験**を行う（▶▶59ページ）、**企図振戦**を確認する。

□ **耳の聞こえ具合い・耳鳴**の有無を確認する。

▶指鼻指試験

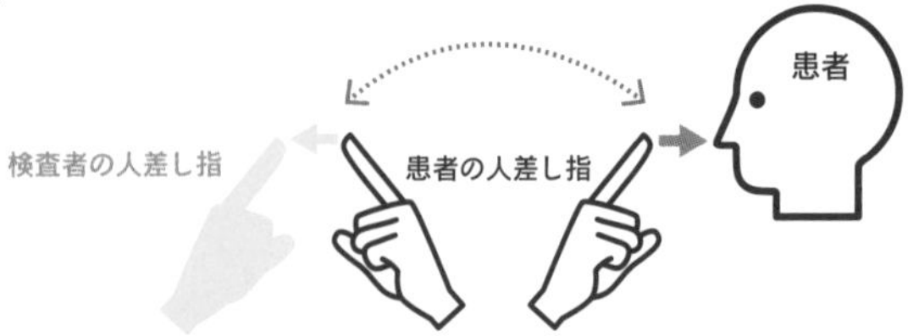

患者の指で患者の鼻と検査する者の指を交互にすばやく触れる動作を行い、運動失調の有無を評価する。

応急処置！

① まずは**安静**に保ち**楽になる体位**を工夫する。
② めまいは**嘔吐**を誘発するため、吐物に配慮する。
③ **バイタルサイン**の経過観察、**脈の強弱**を確認する。
④ めまいが続き**嘔吐を繰り返す**時は**救急車を呼ぶ**。

注意しよう！

▷ 中枢性のめまいは**脳血管障害**の場合がほとんどのため、その発症を**見逃さない**ようにする。
▷ 脳血管障害を前提に、めまいが落ち着かない場合は**救急搬送**を考える。
▷ 患者の感じ方によって**めまいの訴えは異なる**ため、それだけを参考に判断してはいけない。
▷ **中枢性のめまいとの鑑別は困難**なため対処は同じ。

（久松 正樹）

⑪ 中枢性めまい

公園でゲートボールをしていた高齢男性。
「めまいがする」
「手足がしびれる」
と言って、しんどそう。

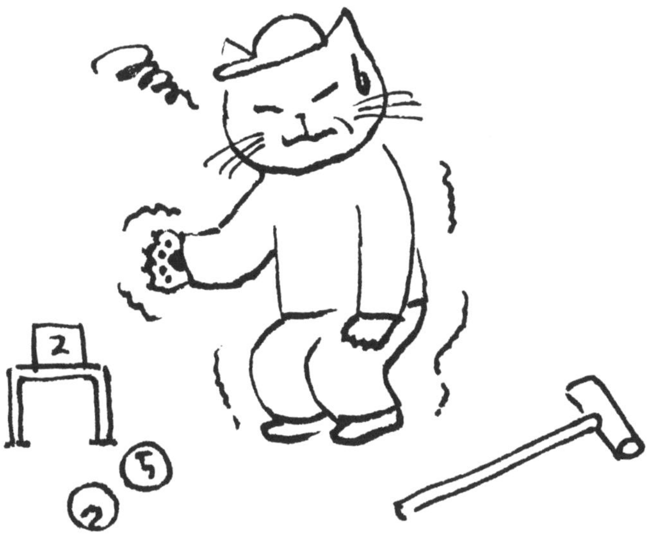

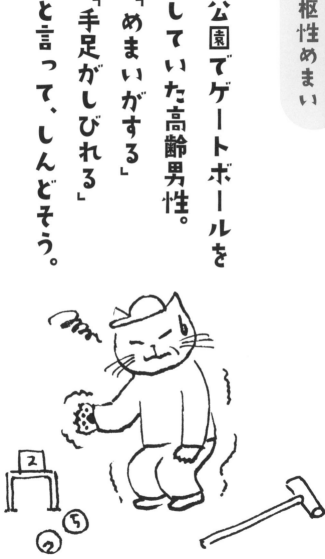

ポイントはここ！

- **めまい以外の症状（失調症状など）**
- **小脳**
- **早期治療**

はじめにチェック！

□ **どのような時**にめまいが強くなるかを確認（「動かなければ大丈夫」「頭を動かすとめまいがする」など）。

□ **血圧低下**に伴うめまい（脳循環不全）は**脈や四肢冷感**を確認する。

□ **注視性眼振**（注視した際に誘発される眼振）の有無を確認する。

□ 過去にも同様のめまいを経験したか確認する。

□ **既往歴、内服薬**を確認する。

□ 病側（例えば脳梗塞のあった側）の**顔面感覚障害**、または病側とは**反対側の体の感覚障害**がないか。

□ **飲み込み**の障害はないか。

□ **回転性**（ぐるぐるするような）めまいか。

□ **運動失調**（手足を伸ばすとその方向が定まらない）がないか、**指鼻指試験**を行う。▶▶56ページ

□ **回内回外試験**を行う（次ページの図参照）、**企図振戦**の確認。

□ **耳の聞こえ具合い・耳鳴**の有無を確認する。

▶回内回外試験

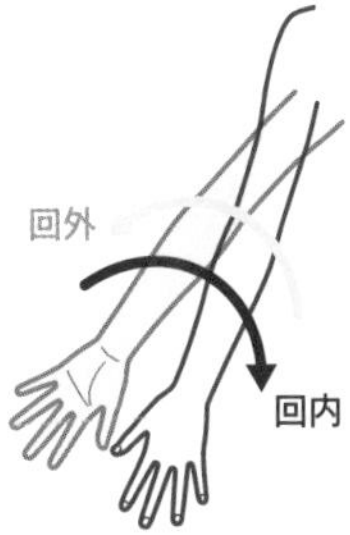

両手を前に出し、できるだけ早く内向き・外向きの一連の運動をさせ、その規則性・早さをみる（障害側で遅く不規則になる）。主に小脳半球の機能を判定する。

応急処置！

❶ まずは**安静**に保ち楽になる**体位**を工夫する。
❷ めまいは**嘔吐**を誘発するため、吐物に配慮する。
❸ **バイタルサイン**の経過観察、**脈の強弱**を確認する。
❹ 失調症状がある時は**救急車を呼ぶ**。

注意しよう！

▷ 中枢性のめまいの場合は**早期の治療**につなげることが大切である。症状が落ち着いたからといって**油断**をしてはいけない。
▷ **末梢性のめまいとの鑑別は困難**なため対処は同じである。

（久松 正樹）

同居している73歳の祖父。
顔色が悪くて、
「横になると息が苦しい」と
言っている。

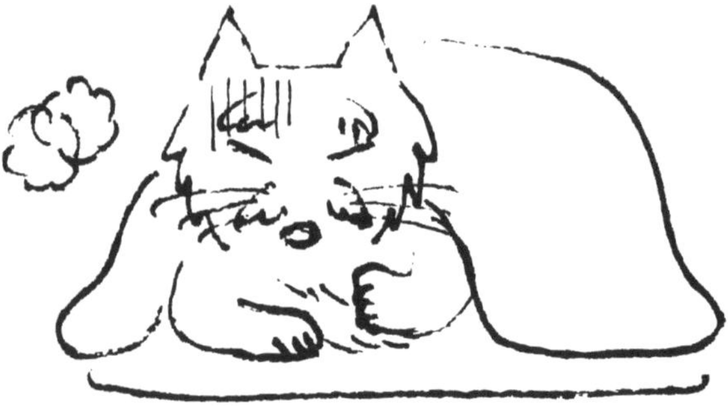

ポイントはここ！

- 失神
- 動悸
- 脈の乱れ

はじめにチェック！

- □ 呼吸と循環の状態を確認する。▶▶２ページ
- □ 呼吸とともに喘鳴（ゼイゼイという異音）が聞こえないか確認する。
- □ 下腿の浮腫がないか触って圧痕を確かめる。
- □ 家族の目から見て、いつもと違うそわそわとした様子がある場合は、異常のサインだと確信すること。

応急処置！

❶ 軽く座った状態で、一番楽な姿勢を保てるように工夫する。▶▶10ページ
❷ ベルトを緩め衣服の圧迫をなるべく解除する。
❸ そわそわしていても、無理に落ち着かせようとしない。
❹ 冷や汗は渇いたタオルで拭き体温の喪失を防ぐ。

注意しよう！

▷ **喘鳴**が聞こえる場合は**肺水腫の徴候**であるため、**救急車**を呼ぶ。

▷ **息苦しさ**が続くと**恐怖心**が強くなり、**パニック**に陥ることがある。

▷ **努責や興奮**は症状の悪化を招くため、できるだけリラックスできるように環境を整える。

▷ **厚着**をしている**高齢者の冷汗**には気づきにくい。

▷ 薬は**正しく服用**できているか、**水分の摂りすぎ**はなかったか、家族から**情報を収集**する。

（中村 香代）

めも

□

□

□

□

□

□

□

□

⑬ 肺血栓塞栓症

60代女性。
避難所生活が続いている。
トイレに行こうと立ち上がり、
1・2歩進むと
急に顔色が悪くなり、
苦しそうに倒れ込んだ。

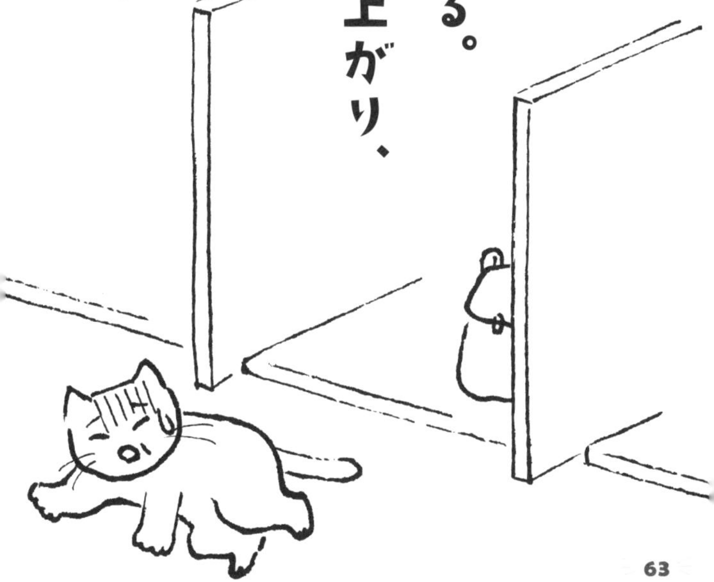

ポイントはここ！

- **避難所生活の長期化**
- **60 代**
- **呼吸困難**

はじめにチェック！

□ **呼吸・循環**に問題がありそうなので注目する。

□ **長時間座位、長期臥床後**で活動した直後に、**呼吸困難、失神、前失神性めまい**が出現した場合は肺血栓塞栓症を疑う。

□ 関連して**一側下肢の腫脹や発赤**があり、とくに**左下肢が腫脹**している場合は、強く深部静脈血栓症を疑う。

□ パルスオキシメーターがあれば、**SpO_2** を確認する。**頻呼吸、努力呼吸**にもかかわらず SpO_2 が低い場合は肺塞栓症を疑う。他に、**心拍数＞100 回／分の頻脈、頸静脈怒張、血痰**などの症状を呈することもある。

□ **深部静脈血栓症の危険因子**が聴取できると肺血栓塞栓症の可能性が高まる（次ページの表参照）。

▶**深部静脈血栓の危険因子**

・深部静脈血栓症の既往
・安静（旅行、麻痺、入院臥床、長時間の座位）
・悪性腫瘍
・エストロゲン過剰（妊娠、出産、経口避妊薬、ホルモン療法）
・45 歳以上
・喫煙
・内科疾患（心不全、COPD、脳卒中）
・肥満 など

応急処置！

❶ その場で、臥床させるか**安楽な体位**で安静にさせる。▶▶ 10 ページ
❷ 救急車を呼び病院へ搬送する。

注意しよう！

▷ 肺血栓塞栓症は、**深部静脈血栓症**が血栓源となって発症する。さらに肺血栓塞栓症を招くことがないよう、**疑いがある場合は歩かせない**。
▷ 総腸骨動脈が左総腸骨静脈を圧迫しやすい位置にあるため、深部静脈血栓症は**左下肢の一側性に起こりやすい**。→ **下肢の観察**も行う。

（河合 正成）

14 喘息発作

高速バスの車内で、
30代くらいの男性が、
おかしな呼吸をしていて
苦しみ出した。

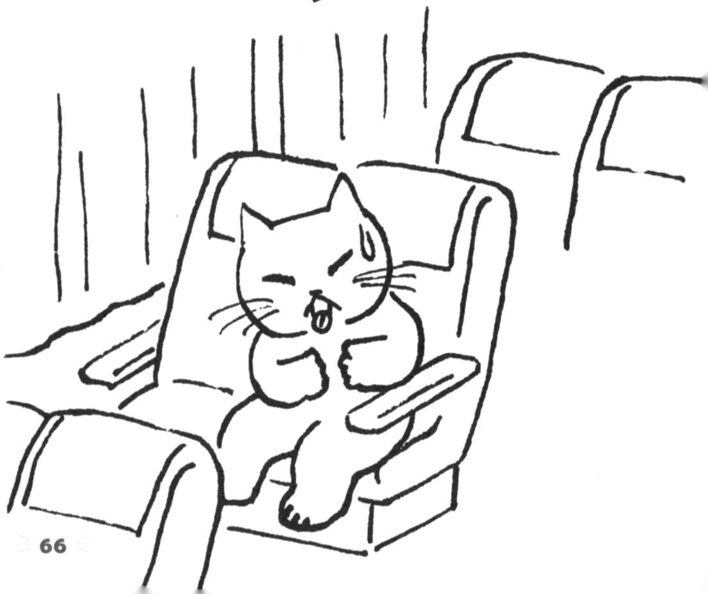

ポイントはここ！

- 咳嗽
- 喘鳴
- 異常な呼吸パターン

はじめにチェック！

□ 意識レベルの確認と会話ができるかを確認。
▶▶6ページ

□ 呼吸状態は早いか遅いか、胸鎖乳突筋による努力呼吸をしていないかを確認。

□ 顔色不良、口唇チアノーゼはないかを確認。

□ 喘息治療薬を持参しているか確認し準備を手伝う。

応急処置！

❶ 安静にできる体位を確保する。▶▶10ページ

❷ 口すぼめ呼吸を促す。

❸ 水が飲める場合、常温の飲み物を与える。

❹ 気管支拡張薬の使用を促す。自力でできない場合は服薬介助を行う。

❺ 症状の改善がないか増悪する場合は、迷わず救急車を呼ぶ。症状が軽減しつつまだ残る場合は、

医療機関の受診を促す。

注意しよう！

▷ 高速バス車内で緊急事態（救急車要請が必要な時）が発生した場合は、**車掌か運転手に状況を伝える**。

▷ 呼吸困難をきたすと、**強い不安感**が生じたり低酸素による**せん妄症状が現れる**リスクが高くなるため、そばについて**安心感を与える**ような声掛けや対応をする。

（高野 千佳）

めも

15 呼吸困難

地下鉄の改札で
しゃがみこむ高齢の女性。
杖に寄りかかり、
肩で息をしている。
唇の色がよくない。

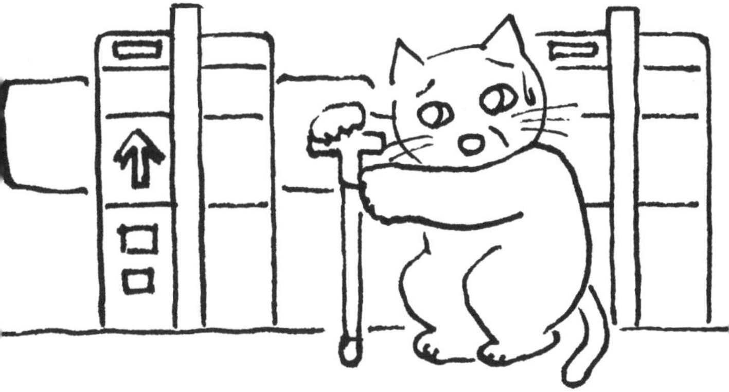

ポイントはここ！

- 肩で息をしている
- 口唇のチアノーゼ
- 脈拍触知で不整脈の有無と血圧を把握

はじめにチェック！

- □ 呼吸状態の観察と脈拍触知をする。▶▶2ページ
- □ 意識状態も確認しておく。▶▶6ページ
- □ 露出している皮膚が湿っていたり、冷たくなっていることが察知できればなおよい。
- □ 横になると苦しい、または座らないと息ができない状況の時は救急車を呼ぶ。

応急処置！

❶ 安楽な姿勢にさせ、静かな環境へ移動して安静を保つ。

❷ 駅の救護室へ移動する際は車いすを利用。

❸ 安静後、症状の改善がみられた場合はかかりつけ医の受診を勧める。

❹ ショック症状がみられる場合は、直ちに救急車を要請するよう駅員に伝える。

注意しよう！

- **呼吸困難が強く**、会話が困難な場合は、**多くの質問や、不必要な質問をできるだけ避ける。**
- 呼吸困難の背景はさまざまであり、虚血性心疾患や弁膜症などを含む**心不全の増悪も考慮**する。
- **精神的ストレス**でも交感神経の活性化やサイトカインの分泌亢進がもたらされ、内因性カテコラミンが増加し、心不全を増悪させるリスクが高い。
- 脈拍触知で、**不整脈の有無とおおよその血圧**を把握することができる（下図を参照）。

（高野 千佳）

▶脈拍触知によるおおよその血圧把握の目安

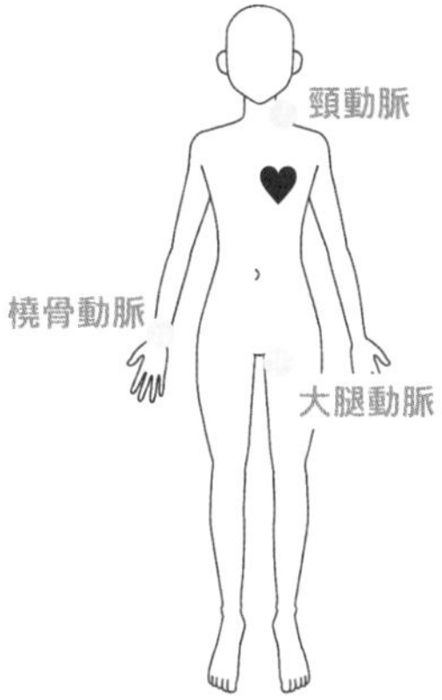

〈頸動脈触知〉
収縮期血圧 60mmHg

〈大腿動脈触知〉
収縮期血圧 70mmHg

〈橈骨動脈触知〉
収縮期血圧 80mmHg

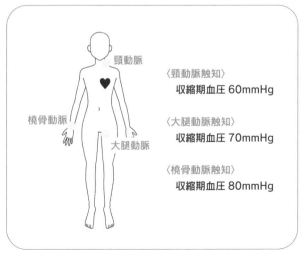

16 過換気症候群

遊園地でおそるおそる
観覧車に乗った
友達（10代女性）が、
突然「息が苦しい」と
言い出した。

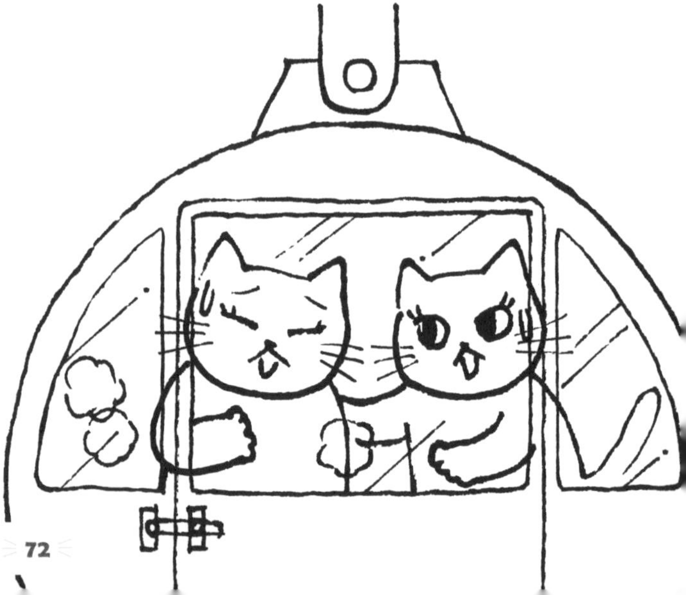

ポイントはここ！

- **頻呼吸**
- **若い女性**
- **不安や恐怖感**

はじめにチェック！

- □ **呼吸**に問題がありそうなので注目する。
- □ 本人の**一番楽な姿勢**にする（座位）。
▶▶11ページ
- □ 過換気症候群なら **SpO_2 は 99～100%**（パルスオキシメーターが入手できる場合の測定値）。
- □ 過去に同じ発作を繰り返していたか、**器質的疾患**（下表）、**心理社会的要因**（パニック障害、心身症、精神疾患）の現病歴や既往歴、**内服薬**について聴取。
- □ SpO_2 が少しでも低い、**発熱、甘酸っぱい呼気**（アセトン臭）の１つでもあれば器質的疾患を疑う。

▶過換気症候群に間違われやすい器質的疾患

心疾患	大動脈解離、急性心筋梗塞、急性心不全など
呼吸器疾患	気管支喘息、肺炎、肺血栓塞栓症など
その他	糖尿病ケトアシドーシス、くも膜下出血、急性腹症、感染症など

応急処置！

❶ 手足のしびれを心配していても、過剰な呼吸による状態なので心配はいらないことを説明し、優しく支持的な態度で接し、安心させる。

❷ **ゆっくりとした呼吸**を意識させ、頻呼吸を正常な呼吸へと整える。

❸ 本人に話をさせる（会話することで**呼吸が整う**）。

❹ 15 ～ 20 分間、症状が改善しなかったり悪化した場合は**救急車を呼ぶ**。

注意しよう！

▷ **安易に過換気症候群と判断せず**、SpO_2 の低下がある場合は他の疾患を考慮する。

▷ パルスオキシメーターがない状況では再呼吸法（ペーパーバッグ法）は安易に**行わない**。溜めた呼気の再呼吸を促すため、油断すると**低酸素血症**を引き起こす可能性がある。

▷ 過呼吸の直後に**無呼吸**を呈する（Post-hyperventilation Apnea）場合があるため、**症状が治まっても一人にさせず**経過を観察する。

（河合 正成）

17 窒息

70歳になったおじいちゃん。
古希祝いをしようと、
家族でステーキハウスに行った。
食事中、おじいちゃんが
急に苦しみ出した。

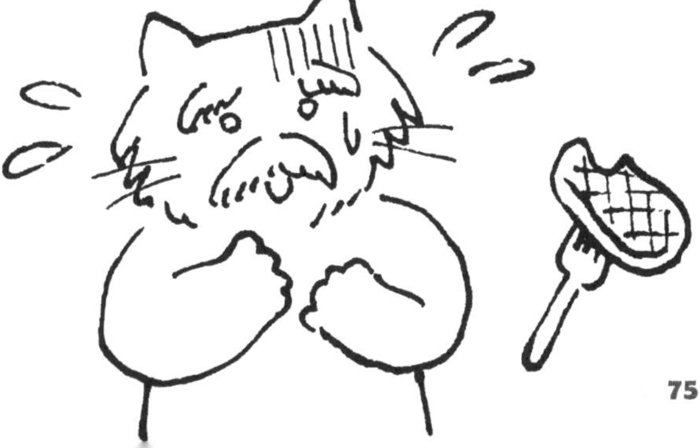

ポイントはここ！

- **応援要請**
- **異物除去**
- **意識の有無**

はじめにチェック！

- □ **声かけに反応**があるか確認する。
- □ **声を出せるか**確認する。
- □ 反応がない、声を出せない、チアノーゼがある、呼吸ができていない場合は**救急車を呼ぶ**。

応急処置！

❶ まずは**応援を要請**し、人を集める。

❷ 声かけに反応がある場合、咳ができるなら**咳を続けてもらう**。または次の方法で異物を除去する。**①背部叩打法**、**②腹部突き上げ法**、**③胸部突き上げ法**。異物が除去されるか反応がなくなるまで、３つの**異なる方法を繰り返す**（次ページの図参照）。

❸ 声かけに反応がない場合は**心肺蘇生**を行う（心肺蘇生中、口腔内に異物が目視できたら除去する）。

▶▶12ページ

注意しよう！

- 反応がない、声を出せない、チアノーゼがある、呼吸ができていない場合は**処置を優先させることなく、すぐに救急車を呼ぶ。**
- **妊婦や高度肥満者**には、「腹部突き上げ法」ではなく「**胸部突き上げ法**」を選択する。
- 盲目的な異物除去は、**異物を奥に押し込む**危険性があるので行わない。

（田口 裕紀子）

▶異物を取り除く方法

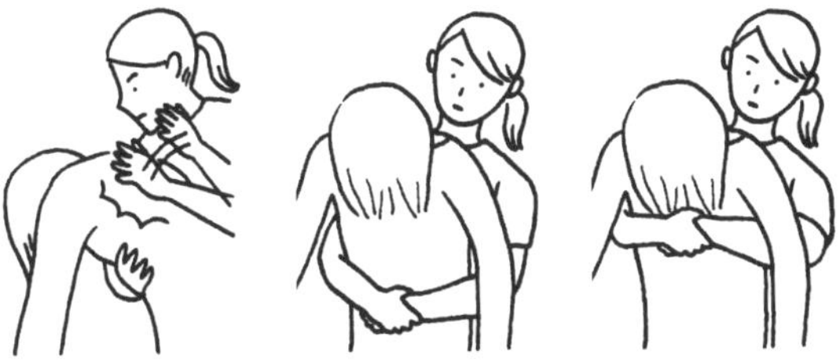

① 背部叩打法
体幹を前屈させ、手根部で肩甲骨の間を連続して叩く。

② 腹部突き上げ法
背部に回り、上腹部に握り拳を置き、もう一方の手で握り拳をつかみ突き上げる（下図参照）。

③ 胸部突き上げ法
背部に回り、胸骨の中心部に握り拳を置き、もう一方の手で握り拳をつかみ垂直に突き上げる（下図参照）。

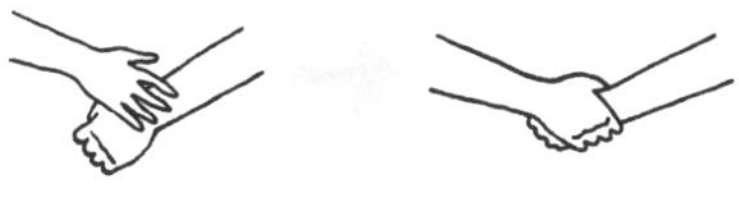

18 急性喉頭蓋炎

昨日から38度台の熱と
のどの痛みがあって、
つばが飲み込みにくい。
コロナのPCR検査は
陰性だった。

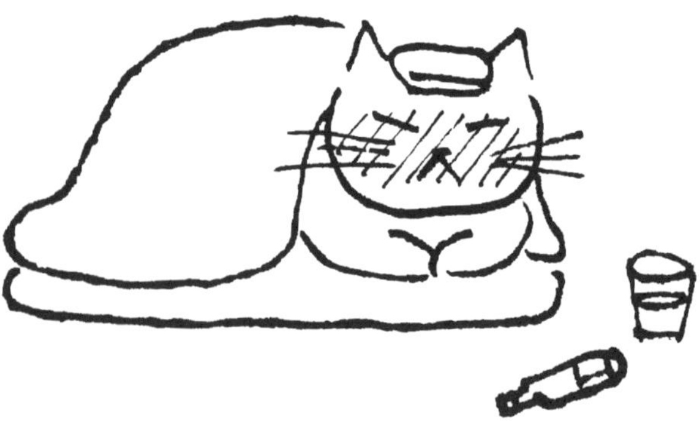

ポイントはここ！

- **前日からの発熱**
- **激しい咽頭痛／嚥下痛**
- **窒息**

はじめにチェック！

- □ 呼吸が苦しいなどの**訴えがなくても**、気道に問題が生じうるため注意する。
- □ **ストライダー**（Stridor：吸気性喘鳴）がみられる場合は、**生命の危険あり**と認識する。
- □ **喉を押さえる／掻きむしる**しぐさ、「これまでの風邪で**こんなに喉が痛かったことはない**」などの言葉、喉のあたりを触ろうとすると**嫌がる**しぐさ、これらが一つでもあれば発症を疑う。
- □ **激しい咽頭痛／嚥下痛**（つばが飲み込めないほどつらい）、**座位で流涎がある**、**しわがれ声／こもった声**など喉に関係する症状があれば、前日に病院を受診し**風邪だと言われていても**発症を疑う。
- □ 咳嗽はあまりみられない。

応急処置！

❶ 本人の一番楽な姿勢にする（仰臥位にしない）。
❷ 衣類の首もとを緩める。
❸ とにかく急いで、救急車を呼ぶ。

注意しよう！

▷ 激しい咽頭痛／嚥下痛に合わせて2～3日前から熱がある場合は発症を疑う。

▷ 安易に座位から仰臥位にさせると、状態が急激に悪化し、たちまち窒息の危険が高まる。

▷ 女性に比べ男性に1.5～4倍多くみられ、喫煙者に多いこと、糖尿病罹患者は重症化しやすいことが特徴。

▷ 用手的気道確保はできず、気管挿管も困難となり、外科的な気道確保をしなければ救命できない疾患であるため、緊急性がきわめて高いことを理解しておく。

（河合 正成）

19 誤嚥性肺炎

食事中にむせることが
多くなった祖父。
昨日から痰が絡んでいて、
熱もある。

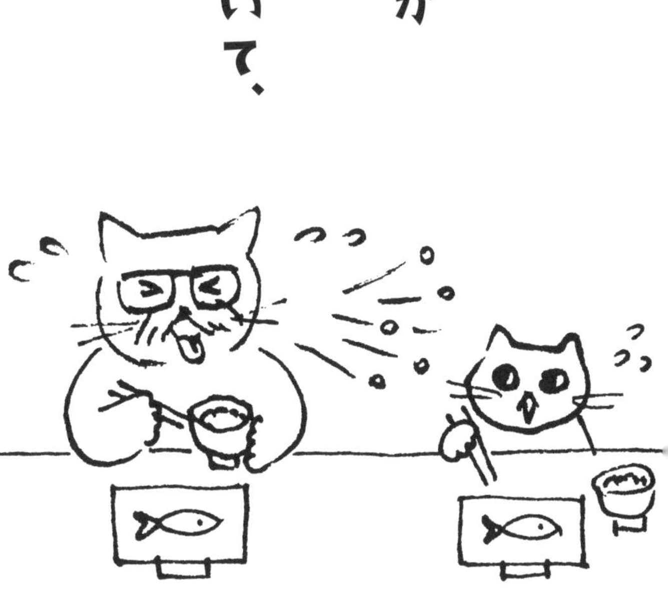

ポイントはここ！

- むせ込み
- 発熱
- 高齢者
- 脳卒中
- COVID19

はじめにチェック！

- □ 気道、呼吸、体温に問題がないかを確認する。

▶▶2ページ

- □ 気道狭窄音が聴取できる場合は排痰を促す。
- □ 発熱があるため、感染防御をして対応する。
- □ Diehrの肺炎予測ルールで肺炎の可能性を考慮。

▶ Diehrの肺炎予測ルール

症状・所見	点数
鼻汁	-2点
咽頭痛	-1点
寝汗	1点
筋肉痛	1点
1日中みられる喀痰	1点
呼吸数＞25回/分	2点
体温≧37.8℃	2点

合計点数	肺炎の可能性
-3点	0%
-2点	0.7%
-1点	1.6%
0点	2.2%
1点	8.8%
2点	10.3%
3点	25.0%
4点以上	29.4%

応急処置！

❶ **仰臥位は避け**、座位を保持する。
❷ 自己排痰を促す。
❸ 呼吸状態を中心とした観察を継続する。

注意しよう！

▷ 高齢者は**気道防御反射低下**による誤嚥が多い。
▷ 医療施設内の場合は、**脳卒中プロトコール**などで早期対応が必要。
▷ 発熱があるため、**COVID19** の可能性がある。
▷ 気道防御反射低下による誤嚥だけでなく**脳卒中による嚥下機能低下**も考慮。▶▶ 44 ページ
▷ 左肺の気管支の分岐角が約 45 度に対し、右肺の気管支は分岐角が約 25 度と鋭角かつ太く短く、入ってきた異物が落ちやすいことから、**右肺に誤嚥性肺炎が起こりやすい**（下図参照）。

（藤崎 隆志）

▶気管支の角度の違い

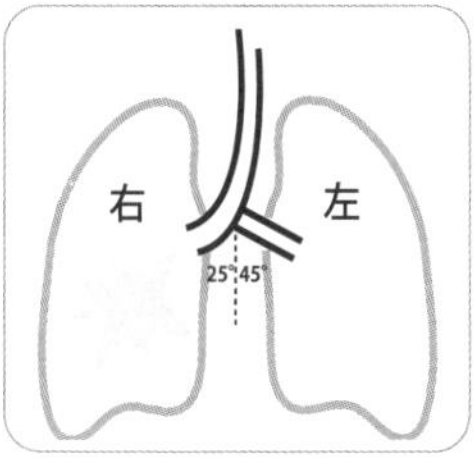

20 鉄欠乏性貧血

ダイエットに励んでいる
姉の顔色が悪い。
「どうしたの？」と尋ねると、
「ちょっとフラフラする」と言う。

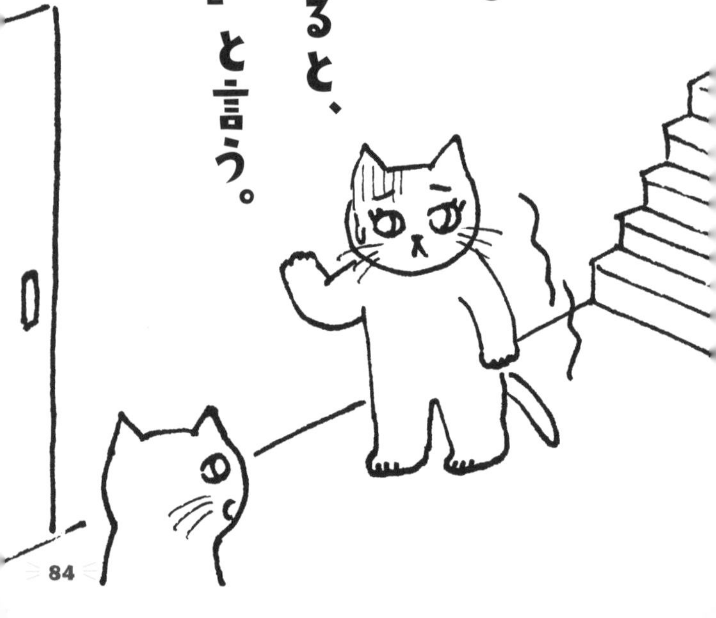

ポイントはここ！

- ダイエット
- 顔色が悪い
- フラフラする

はじめにチェック！

□ 循環と意識に注目する。▶▶2ページ
□ 頭痛やめまい、息切れがないかを確認する。
□ 眼瞼結膜と手掌が蒼白でないかを確認する（次ページの図参照）。
□ スプーン状爪でないかを確認する（進行した鉄欠乏性貧血にみられる。次ページの図参照）。

応急処置！

❶ 安全な場所で安静を促し、酸素消費量を減らす（横になれるなら、横になる）。
❷ 移動はゆっくり。急に動き出さないようにする。
❸ ベルトなどの衣類のしめつけは緩める。
❹ 意識がしっかりしていて、吐気がないならば、飲水を促してもよい。
❺ 必要に応じて掛け物などで体温調整をする。

▶眼瞼結膜の確認方法

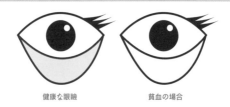

瞼の裏の毛細血管の血流不良から、貧血だと白っぽく見える。

▶スプーン状爪（さじ状）

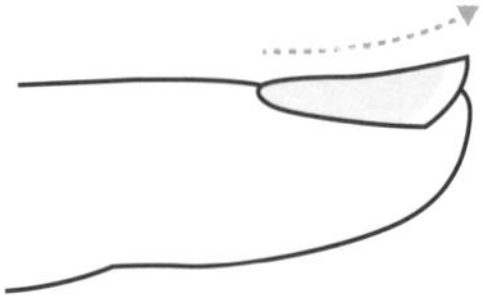

爪が先端に向かって反り上がっている。

注意しよう！

▷ 転倒などで**頭部外傷**を負う場合もあるため注意。

▷ 生理中かどうか、**子宮筋腫**の有無なども確認する。**出血**があると鉄の喪失が多い。。

▷ 運動などでたくさん**汗をかいていると**、鉄の喪失が多い。

▷ 軽度の鉄欠乏性貧血であれば**食事療法**で予防できるが、症状がある場合は受診を勧める。

（藤井 美幸）

21 低血糖症状

テニスをしていた40代男性。
気分が悪そうで
「冷や汗が出てる」と言う。
糖尿病でインスリンの
自己注射をしているらしい。

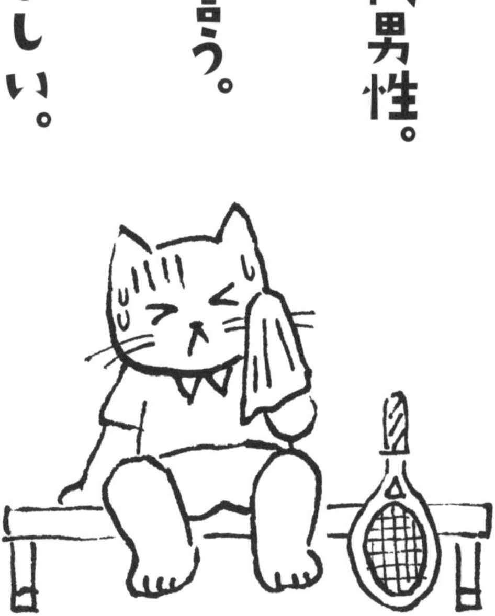

ポイントはここ！

- 気分が悪そう
- 冷や汗が出ている
- インスリンを使用している

はじめにチェック！

- □ 循環と意識に注目する。▶▶2ページ
- □ 他の症状はないかを確認する（痛みや発熱など）。
- □ 食事はきちんと食べられているか確認する。
- □ インスリンが指示どおり正しく投与されているかを確認する。

応急処置！

❶ 安全な場所で安静を促す。▶▶10ページ

❷ 血糖測定器を持っていれば計測してもらう（医行為のため、利用者自身か看護師・医師が行うこと）。

❸ 意識がしっかりしており、経口摂取が可能なら糖分を摂取させる（ブドウ糖、ジュース、炭酸飲料などを与える）。

注意しよう！

▷「糖尿病の患者が気分が悪い時には低血糖」と**決めつけない**。**高血糖**や**感染症**のケースも多いので注意する。

（藤井 美幸）

▶低血糖症状の覚え方

ひ	冷や汗・頻脈
ど	動悸
い	意識消失・異常行動
手	手の震え

めも

□

□

□

□

□

□

□

□

22 熱中症

真夏の屋外フリーマーケットに
出店していた20代の女性。
「頭痛と吐き気がする」と言い、
座り込んでしまった。

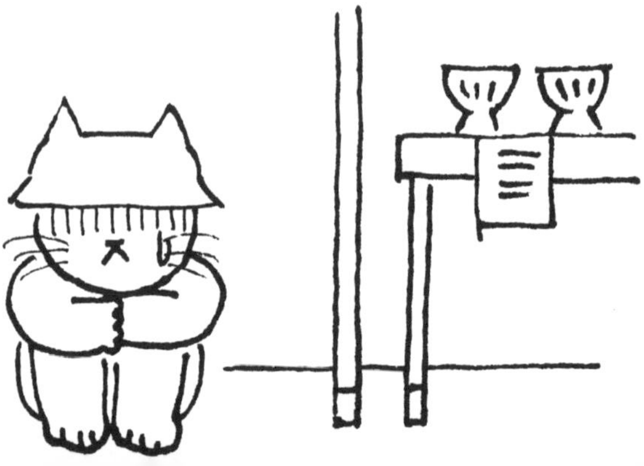

ポイントはここ！

- 真夏の屋外
- 頭痛と嘔気
- 20代女性

はじめにチェック！

- □ ABCDEアプローチを実施する。▶▶2ページ
- □ 他に症状がないかを確認する。
- □ 既往歴を確認する。

応急処置！

1. 涼しい場所に移動する。
2. 体温が高い場合は動脈が走行する部位（頸・腋窩・鼠径部）をアイシングする。身体を霧吹きで湿らせて扇風機やうちわで扇ぐ方法もある。
▶▶18ページ
3. 締め付けている衣類を緩め、血流障害を防ぐ。

注意しよう！

▷「頭痛・嘔気」を伴う熱中症以外の原因に留意し、

既往歴・他の身体所見などの**情報収集**も追加して行う。▶▶22ページ

▷ 熱中症が軽度の場合は、**高体温にならないこと**もある。長時間**高温多湿の環境**にいたり、**水分を摂らずにいた**などの状況に、症状を合わせて判断する。重症の場合は**医療機関へ搬送**する場合もある（下図を参照）。

▷ 飲水が可能であれば市販の**経口補水液**か**スポーツドリンク**（糖分が多いため注意）を勧める。ただし**意識障害・嘔気・嘔吐**がある時は、無理に経口飲水を勧めない。水分が摂れなければ病院で輸液が必要になる。

（佐野 成美）

▶熱中症の重症度と対応

新分類	症状	重症度	治療
Ⅰ度	めまい、大量発汗、欠伸、筋肉中、筋肉の硬直（腓返り）<意識障害を認めない>		通常は現場で対応可→冷所での安静、体表冷却、水分とNaの経口補給
Ⅱ度	頭痛、嘔吐、倦怠感、虚脱感、集中力や判断力の低下<JCS1 以下>		医療機関での診察が必要→体温管理、安静、十分な水分とNaの補給（経口摂取が困難な場合は点滴）
Ⅲ度（重症）	以下のうちいずれかを含む ①中枢神経症状（意識障害≧JCS2、小脳症状、痙攣発作） ②肝・腎機能障害（入院経過観察、入院加療が必要な程度の肝または腎障害） ③血液凝固異常（日本救急医学会の急性期DIC診断基準でDICと診断）		入院加療（場合により集中治療）が必要→体温管理（体表冷却に加え体内冷却、血管内冷却などを追加）、呼吸、循環管理、DIC治療

Ⅰ度の症状が徐々に改善している場合のみ、現場の応急処置と見守りでよい。

Ⅱ度の症状が出現したり、Ⅰ度に改善がみられない場合、すぐ病院へ搬送。

⬇

Ⅲ度か否かは救急退院や病院到着後の診察・検査で判断される。

（日本救急医学会「熱中症ガイドライン 2015」を一部改変）

正誤表

『もしものときにすぐ動ける 応急処置52シーン』

（第1刷／2023年1月20日発行）

下記の箇所に誤りがございました。謹んでお詫び申し上げますとともに、訂正させていただきます。

頁	該当箇所	誤	正
92	表「熱中症の重症度と対応」症状/I度の記載内容	めまい、大量発汗、欠伸、筋肉中、～	めまい、大量発汗、欠伸、筋肉痛、～

2023年9月

株式会社日本看護協会出版会

23 急性アルコール中毒

お店の隣席で、
仲間と飲み勝負をしていた
20代の女性が、
トイレに入ったまま
中で動けなくなっている。

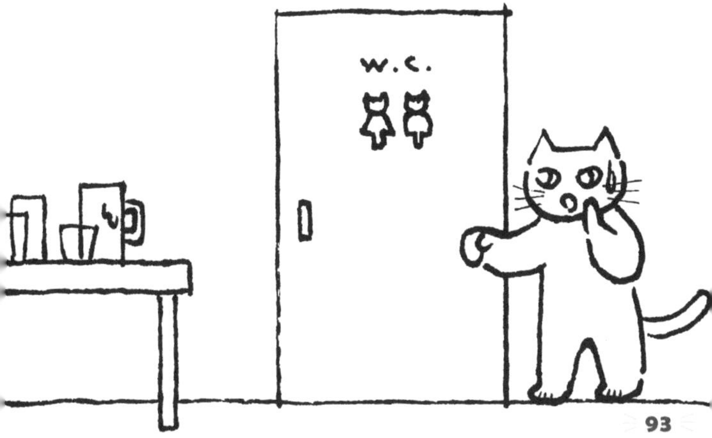

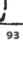

ポイントはここ！

- 短時間に大量のアルコール摂取
- 嘔吐
- 打撲

はじめにチェック！

- □ ABCDE アプローチ（▶▶18 ページ）と意識状態の評価（▶▶6 ページ）を行う。JCS30 以上は緊急性が高いと判断する。
- □ 橈骨動脈が触れない場合には血圧の低下が予測されるため、体を横にし下肢を挙上する。
- □ 外傷の有無（頭を打っていないか）。

応急処置！

❶ 狭いトイレの場合は、安全な場所に移動させる。

❷ 血圧の低下が予測される場合や、ふらつきがある時は無理に立たせない。

❸ 意識がない場合、吐物で窒息しないよう嘔吐時には顔（体ごと）を横に向ける。▶▶10 ページ

❹ 出血している傷がある時は、きれいな布をあてて上から圧迫止血する。▶▶14 ページ

⑤ 急性アルコール中毒の際には**体温が下がりやすい**ため保温する。

注意しよう！

▷ **意識障害**や**血圧低下**が予測される場合は**救急車の要請**も検討する

▷ アルコール摂取量が多く、短時間で摂取するほど**中毒症状が増強**することを踏まえた注意が必要（血中アルコール濃度が高いと**呼吸抑制**されることもある）。

▷ アルコール摂取時に**転倒**した場合、通常よりも**強く打撲**していることがあるため、注意して症状観察する。もしくは**病院受診を検討**する。

▷ 休ませる時には**嘔吐・窒息**に気を付け、目を離さないようにする。

▷ **意識状態が悪い**時は、無理に水を**飲ませない**（嘔吐して窒息する危険性がある）。

（加藤 佐知子）

めも

□

□

□

□

24 急性胃腸炎

面接に来た女子学生が、
泣きながら
「吐き気が止まらない」
と言っている。
でも熱はないみたい。

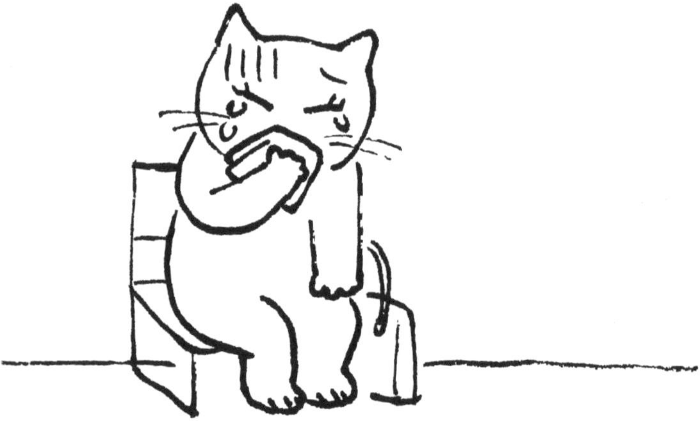

ポイントはここ！

- **吐き気**
- **緊張とストレス**
- **若い女性・学生**

はじめにチェック！

- □ いつから吐き気が出たのか、**嘔吐があったか**問診する。
- □ 昨日からの食事内容や時間を聴取し、食中毒による**感染性腸炎**の可能性を考慮する。
- □ 今まで同様の症状がどのような場面で起きたか、**症状の反復性**を確認する。
- □ **腹膜刺激症状**（▶▶100ページ）がみられた場合は、迷わず受診してもらう。

応急処置！

1. 嘔吐してもいいように**ビニール袋**を**準備**し、体を横に向け休ませる。▶▶ 10ページ
2. **不安が強い**ようであれば話を傾聴する
3. **過呼吸**を合併していれば、ゆっくり呼吸を整えるように促す。▶▶ 74ページ

注意しよう！

▷ 精神的ストレスによる急性胃腸炎と決めつけて対応すると重篤な疾患を見逃す。**腹痛を伴う重大な疾患**がないか鑑別が必要（下図を参照）。

▷ ほとんどの急性胃腸炎は病院に行かなくても数日間で**自然に治る**。

▷ 下痢や嘔吐で**脱水**になるため注意が必要。

▶▶ 20 ページ

▷ **過敏性腸症候群**を併発している場合、**ストレスが原因**となって発症している可能性が高い。専門科受診を勧める。

▷ ストレスによる急性腸炎の場合は、**胃潰瘍**を伴うケースもあるため、ここ最近の**便の色**と**吐物に血液が混ざっていないか**を忘れずに確認する。

（藤崎 隆志）

▶腹部フィジカルアセスメントの進め方

腹壁と腸管への影響が少ない以下の順で進める。

視診 → 聴診 → 打診 → 触診

- 疼痛部位がある場合は、その部位の診察を最後にする。
- 腹部全体を露出してしっかり観察する必要があるため、バスタオルなどを利用しながら行う。

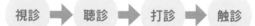

25 虫垂炎

自宅でくつろいでいた
20代の男性。
昨日の夜から吐き気がして、
何度かもどした。
お腹が痛いし、熱もある。

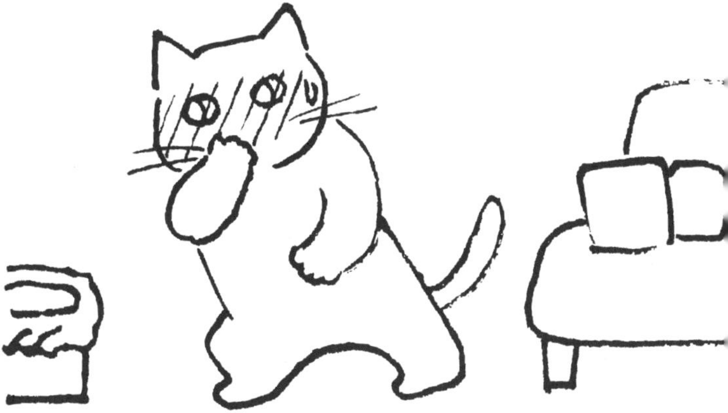

ポイントはここ！

- 嘔吐・腹痛
- 発熱
- 若い男性

はじめにチェック！

□ 消化器症状に対して問診、腹部の観察を行う。

▶▶ 22 ページ

□ 昨日からの食事時間と食事内容を確認。

□ 腹部の圧痛点（マックバーニー、ランツ、ロブジング徴候）や腹膜刺激症状（反跳痛、筋性防御、ヒールドロップテスト）がないかを確認する（下図を参照）。

▶圧痛点の評価

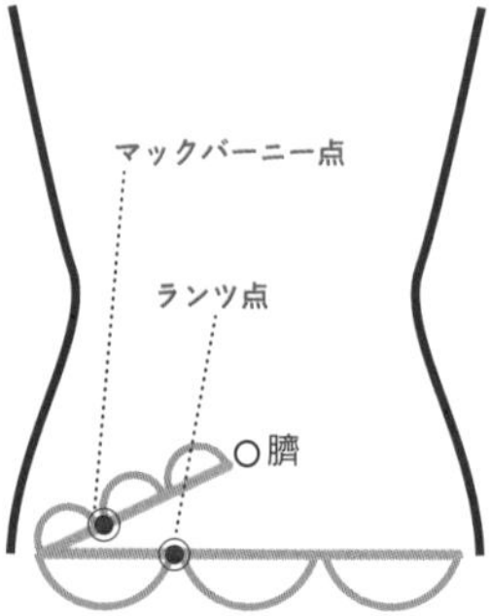

圧痛点：刺激を加えた際に痛みを訴える特定の場所。

確認方法：最初は数本の指の末節掌側を使い周囲の広い範囲を確認し、最終的に限局した圧痛点を特定する。

ロブシング徴候：仰臥位で左下腹部を尾側から頭側に圧迫すると右下腹部痛が増強する。

応急処置！

❶ 横になってもらい、左右どちらか本人が安楽な**側臥位**を促す。

❷ 嘔吐してもいいように**ビニール袋を準備**し、嘔吐物を**誤嚥**しないよう**顔を横に向けて**休ませる。

▶▶ 10 ページ

❸ **腹膜刺激症状**がある場合は、急いで病院受診を勧める。動けない場合は**救急車を呼ぶ**。

注意しよう！

▷ 虫垂炎の初期症状は、**心窩部や臍周囲の鈍痛**が生じるため、必ず**右下腹部があるとは限らない**ため注意が必要。

▷ 発熱があるため、**COVID19** の可能性がある。

▷ 嘔吐で**誤嚥**しないように注意する。

（藤崎 隆志）

めも

□

□

□

□

26 消化管穿孔・腹膜炎

在宅療養中の82歳男性。
いつもの活気がなく、
「お腹が痛い」と
言っている。

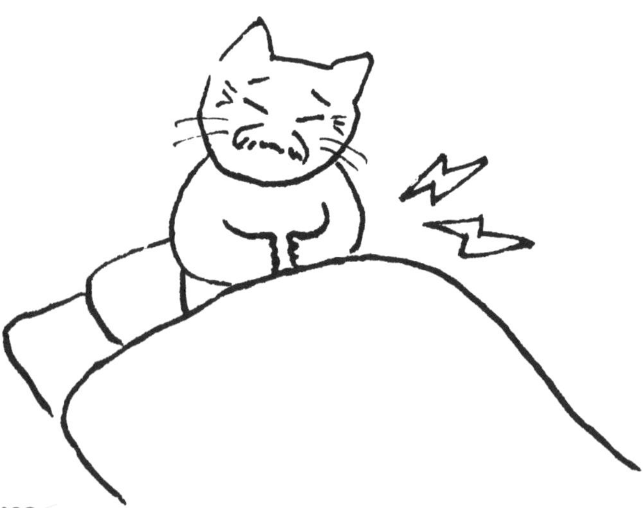

ポイントはここ！

- いつもの活気がない
- 高齢者の訴え
- 急性腹症

はじめにチェック！

- □ 第一印象を確認し、**ABCDE アプローチ**を実施する。 ▶▶ 2 ページ
- □ **発熱があれば感染**を疑う。
- □ **問診で腹痛の経過を把握**する。 ▶▶ 22 ページ
- □ **腹膜炎**を発症している可能性があるので、**体温は必ず測定**する（高齢者の場合、発熱がみられない場合もある）。

応急処置！

1. **腹筋に力を入れない**ように、**安楽な体位**を工夫する。
2. **症状の進行と自覚症状の変化が一致しない**ことを予測しながら観察を継続する。
3. **他の症状**の有無を確認する（**下痢、悪心、嘔吐**など）。
4. 歩けないほどの痛み、**腹壁が板状に硬く**なって

いる時は急性腹膜炎を疑い、救急車を呼ぶ。

注意しよう！

▷「症状が出にく」「典型的な症状に当てはまらない」といった高齢者の特徴を考慮する。

▷ 腹部の観察は、視診 → 触診 → 打診 → 触診の順で行う。

▷ 診察する時は「痛い部位の触診は最後にしますね」と伝えよう。

（多久和 善子）

めも

□

□

□

□

□

□

□

□

□

□

□

27 胆石症

夕食の後、53歳の母が
「みぞおちから
肋骨の右下あたりが痛い」
と言い出した。
熱も出ている。

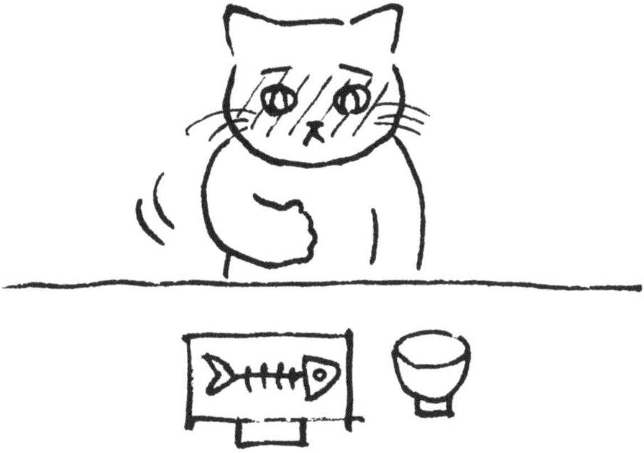

ポイントはここ！

- **食後の痛み**
- **発熱**
- **高齢・女性・肥満**

はじめにチェック！

□ 胆石症の**典型症状**は、**食後の右季肋部痛**（右側一番下の肋骨の裏側の痛み）のため、**圧痛点**がどこかを確認する。

□ 右季肋部の圧痛で**Murphy徴候**（圧迫しながら深呼吸させると、痛みで吸気ができない）があれば、**急性胆嚢炎**を疑う。

□ **脂肪分の多い食習慣**がリスク要因のため、食事内容を確認する。

応急処置！

❶ **腹筋に力を入れない**ように、**安楽な体位**を工夫する。▶▶10ページ

❷ **他の症状の有無**を確認する（下痢、悪心、嘔吐など）。

❸ 胆石発作では**胆石の移動や嵌頓**（腸の一部がヘルニア門に挟まり腹部にに戻らなくなった状態）により激

痛が起こる場合がある。

④ 痛みによって**ショック状態**が引き起こされる場合もある。▶▶ 37 ページ

注意しよう！

▷ 腹部を診察する際は、**愛護的に声をかけ**ながら手順に沿って実施する。

▷ 右季肋部痛は、胆石症だけでなく**十二指腸や腎臓の病気**、**虫垂炎の初期症状**でも起こり得る。

（多久和 善子）

めも

□
□
□
□
□
□
□
□
□
□
□

28 感染性胃腸炎

夫がひどい下痢をしている。
2日前に会社で宴会があり、
同僚も同じ症状だという。
まだトイレから出てこない。

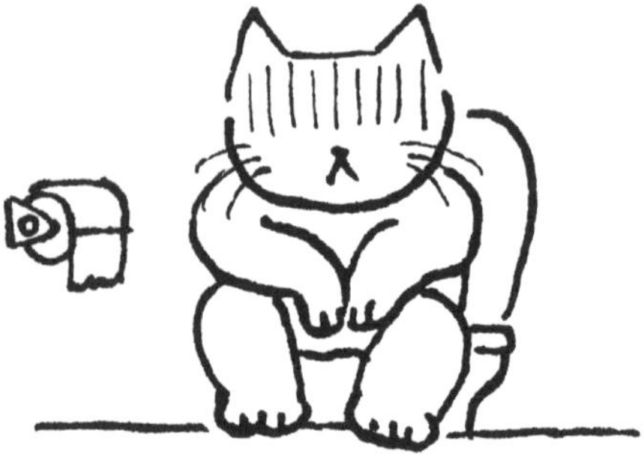

ポイントはここ！

- **同僚も同じ症状**
- **嘔吐に注意**
- **感染対策**

はじめにチェック！

□ **便の性状**（下痢、血便の有無）や **sick contact**（家族や友人、同僚の類似症状）を確認する。

□ 症状の**出現状況や変化**、**経口摂取歴**（1 週間前までの食事内容や調理後の保存状況など）を確認する。

□ **感染経路の情報**として、職業や海外渡航履歴、保育園や施設への入所の有無、ペットの飼育歴を確認する。

応急処置！

❶ **安静**にし、**症状に応じた対症療法**、および**感染対策**を行うことが基本。

❷ **嘔吐に注意**しながら**水分**（および糖、塩分）を少量ずつ補給する。乳幼児や高齢者は下痢により**脱水症状**を生じることがあるため、早めに医療機関を受診することが望ましい。▶▶ 20 ページ

❸ 便や嘔吐物を適切に処理し、0.02% 次亜塩素酸

ナトリウム（塩素系の漂白剤）で**消毒**を行う。処理の際は**使い捨て**の手袋、マスク、エプロンを装着し**換気**を行う。処理後は石けんと流水で**確実な手洗い**を行う。

注意しよう！

▷ 子どもや高齢者は重症化する場合がある。高齢者は**嘔吐物の誤嚥**から**肺炎や窒息**のリスクがある。

▷ 便や嘔吐物の不適切な処理や、処理後の不十分な手洗いにより、手や環境中に残ったウイルスが感染の要因となる。**排便後の水洗レバーやドアノブ**など、手の触れやすいところを**消毒する。**

▷ ウイルス性胃腸炎の感染源には**アルコール消毒が効きにくい**ので注意する。

▷ 下痢症状が改善しても、**１週間程度は便からウイルスが排泄されている**可能性があると考え、感染対策を継続する。

▷ 基本的にウイルス性胃腸炎の場合は**嘔気・嘔吐に始まり下痢が生じる**が、反対に**下痢から始まって腹痛が強まり嘔吐に**至る場合は、**腸閉塞や虫垂炎**などの可能性も疑う必要がある。

（苑田 裕樹）

29 急性冠症候群

中古車に試乗していたら、
助手席の50代男性店員が
「胸が痛い」と苦しみ出した。
顔色が悪い。

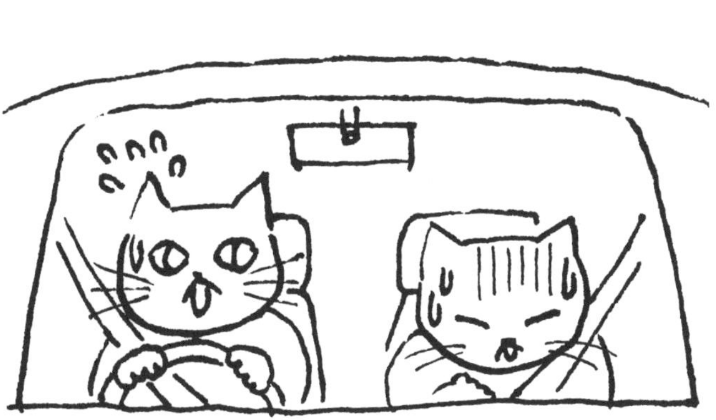

ポイントはここ！

- 50代の男性
- 胸痛
- 顔色が悪い

はじめにチェック！

□ 循環に問題がありそうなので注目する。

□ ABCDEアプローチで状態を確認。▶▶2ページ

□ 痛みの発症様式（突然か・徐々にか）、部位、性状（圧迫感・絞扼感・灼熱感など）、随伴症状を確認する。

□ ショックの徴候の有無を確認する。▶▶37ページ

応急処置！

❶ 救急車を呼ぶ。

❷ 助手席に座らせたまま、衣服を緩め、シートを倒すなど安楽な体位をとる。▶▶10ページ

❸ 致死性不整脈の出現など状態が急変する可能性があるため、そばで観察を継続する。

❹ 胸痛から不安や恐怖を感じ、それが痛みを増大させやすい。声をかけながら不安の緩和に努める。

注意しよう！

▷ **中高齢、男性、喫煙、高血圧、糖尿病、脂質異常症、家族歴**などは急性冠症候群（ACS）の危険因子である。これらがあてはまる人の胸痛は、緊急性が高い疾患の可能性がある。

▷ 胸痛を主訴とする場合、**胸の深部（内臓）由来の痛みは前胸部全体の痛み**として表現されることが多く、**胸を押さえるような姿勢**になる。一方、**胸の表面（胸壁）に原因がある場合は、痛みの部位を限局的に指で示す**ことができるのが特徴である。

▷ 運転中のため、慌てて交通事故を起こさないよう、落ち着いて**安全な場所**に車を停めてから応急処置を行う。

（佐々木 信子）

めも

☐

☐

☐

☐

☐

☐

30 肋軟骨骨折

コンビニで、
近所のおじいさんに会った。
昨夜ベッドから落ち、
その後、息をするたびに
胸が痛いと言う。

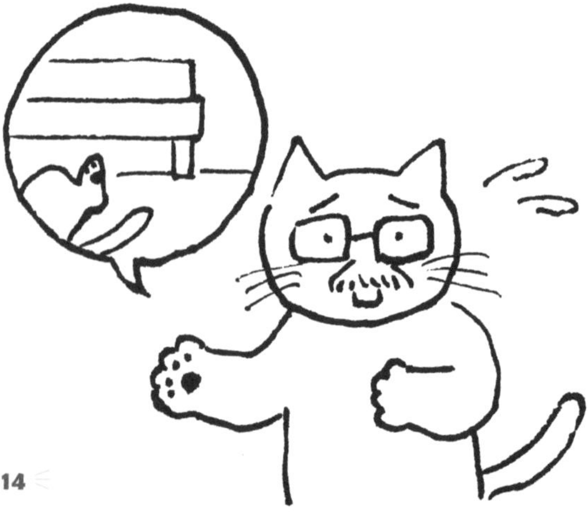

ポイントはここ！

- 高齢者
- 呼吸に伴う胸痛
- 転落

はじめにチェック！

- □ 呼吸に問題がありそうなので注目する。
- □ ABCDEアプローチで状態を確認。▶▶2ページ
- □ 痛みの部位、圧痛、皮下出血、腫脹の有無を確認する。
- □ 顔色が悪い、チアノーゼが見られる場合はすぐに医療機関を受診するよう勧める。

応急処置！

❶ 痛い部位を中心に胸部を圧迫するように手を当てて固定すると痛みが和らぐことを伝える。タオルなどがあればより固定が安定する。

❷ 痛みによって呼吸がしにくい状態が続く時や皮下出血、腫脹がある場合は、医療機関への受診を勧める。

注意しよう！

- ▷ 合併症がなければ**概ね４～６週間で完治**する。
- ▷ 肋軟骨や肋骨の骨折では、**痛みのために換気量が減少する**場合が多い。高齢者では咳嗽や痰の喀出をうまくできず**肺炎を併発**することがあるため、**痛みの緩和が大切**である。
- ▷ **バストバンド**利用時は、**息を吐ききった状態**で巻き、**強く締めすぎない**ようにする（胸郭の動きが制限されすぎると**換気障害**を起こす）。
- ▷ 高齢者の転倒や転落などによる怪我は、背景に失神やめまい、内服薬の影響などによる**他の症状が関連する**場合がある。**受傷時の状況**を詳細に確認することが大切である。
- ▷ **抗凝固薬の服用**など、**出血のリスク**がある場合にも注意が必要。

（佐々木 信子）

めも

- □
- □
- □
- □
- □

31 頻脈性不整脈

スーパーの見切り品売り場で、
50歳くらいの女性が
不安そうに
「動悸が止まらないの」
と話しかけてきた。

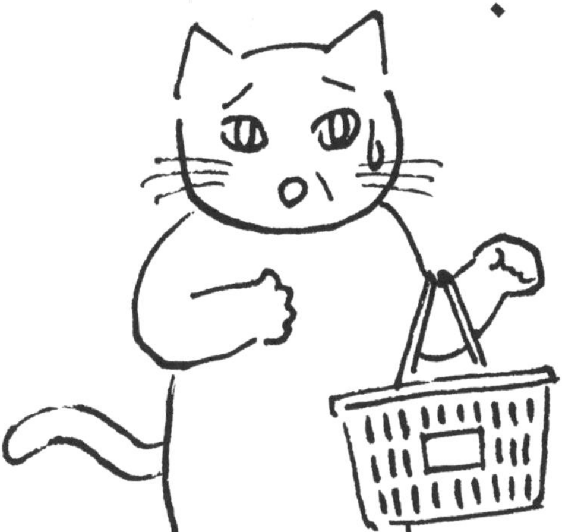

ポイントはここ！

- 更年期女性
- 動悸
- 不安・緊張・精神的ストレス

はじめにチェック！

- □ 循環に問題がありそうなので注意する。
- □ ABCDE アプローチで状態を確認する。
  ▶▶ 2 ページ
- □ 動悸の**主要症状**（速い？ 不整？ 強く感じる？）や、**発症様式**（突然？ 徐々に？）、**他の自覚症状**（胸痛、息切れ、めまい、発汗など）の有無を確認する。

応急処置！

❶ 胸痛や、橈骨動脈の触れにくさ、ショック徴候（▶▶ 37 ページ）などがあれば緊急性が高く、安静臥床させ、直ちに**救急車を呼ぶ**。

❷ 緊急性がなければ**静かな場所へ移動**する。（めまいや立ちくらみによる**転倒に注意！**）

❸ **楽な姿勢で衣服をゆるめ**、肩の力を抜いてゆっくり**深呼吸**（腹式呼吸）を繰り返すよう促す。

❹ 不安な思いに共感し、じきに落ち着くことを伝える。

注意しよう！

- ▷ 労作に関係なく突然起こる動悸の原因は**心臓病**以外に**パニック障害**や**更年期障害**など様々で、不安や緊張、精神的ストレスは動悸を生じやすくすると言われている。
- ▷ 頻脈性不整脈には**「上室性」と「心室性」**があり、**後者は致死性不整脈**のため早急な対応が必要である。
- ▷ **発作性の上室性の頻脈**は十分な安静で**自然に落ち着く**ことが多く、正常化すれば帰宅可能。
- ▷ 十分な安静でも動悸が治まらない場合や頻回に繰り返している場合は医療機関の受診を勧める。

（岡村 紀子）

めも

☐
☐
☐
☐
☐

32 植込み型除細動器の作動

駅のホームで
ぶつぶつしゃべっている
60歳くらいの男性。
突然、「ICDが！」と
声を上げうずくまった。

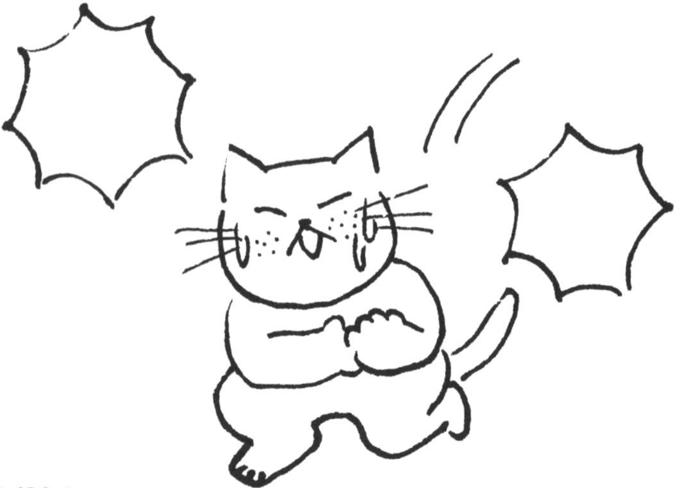

ポイントはここ！

- 駅のホーム
- ICD（植え込み型除細動器）の作動
- 致死性不整脈

はじめにチェック！

- □ **意識**と**循環**に問題がありそうなので注意する。
- □ **ABCDE アプローチ**で状態を確認する。
  ▶▶ 2 ページ
- □ **意識がない、呼吸もなく脈も触れない場合は、心肺停止**として対応する。▶▶ 12 ページ

応急処置！

❶「誰か来てください！」と大声で叫び、**周囲の人に助けを求めて安全な場所へ移動**させる。

❷ 臥床させて衣服を緩め、経時変化を観察する。

❸ 意識朦朧だが呼吸あり脈も触れる場合や、意識清明な場合であっても**再度 ICD が作動する**可能性を考慮し、**動かさずに救急車を呼ぶ**。

❹ ICD 作動後はその強い衝撃による**胸の痛みがあり恐怖心や不安**を持つため、心情を理解し側に

寄り添い見守る。

注意しよう！

- ▷ まずは周囲の状況を見て**安全の確認と確保**を優先する。
- ▷ 体に触れている時にICDが作動したとしても**微少電流**のため心配はない。
- ▷ ICDから聞こえる「ピィッ、ピィッ」という音は「機械のチェックが必要」であることを知らせている。**そばにいても問題はない。**
- ▷ 多くの病院ではICDが作動した際、すぐに連絡し受診するよう指導している。
- ▷ 患者が**「ICD手帳」**を携帯しているかもしれないことを、**救急隊到着時に伝える。**

（岡村 紀子）

めも

□

□

□

□

□

□

33 パニック障害

商店街の路上で
うずくまる20代の女性。
「カバンに入っている
薬を飲ませてほしい」
と言っている。

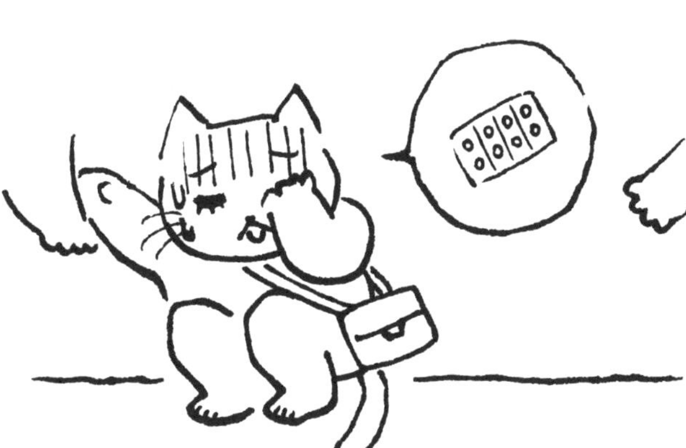

ポイントはここ！

- 会話はできる
- 自分で薬を持っている
- 過換気症状

はじめにチェック！

□ 意識状態、呼吸状態、動けるかを確認する。
▶▶ 2 ページ

□ 会話ができれば本人の症状を確認する（どこか痛いか、苦しいか、どう助けてほしいか ▶▶ 22 ページ）。ヘルプカードを持っていればそれを確認する（次ページの図参照）。

応急処置！

❶ 安全で落ち着いて静かに休める場所に移動する。

❷ 過換気症状がある場合は、落ち着けるよう声をかけ、呼吸数を減らすために浅い呼吸を促す。
▶▶ 73 ページ

❸ 普段から経験する症状であり、持参薬を持っていれば服用できるか検討する。

❹ 意識障害がある場合は誤嚥のリスクがあるため持参薬の服用は避け、救急車の要請を検討する。

▶ヘルプカード

ヘルプマーク

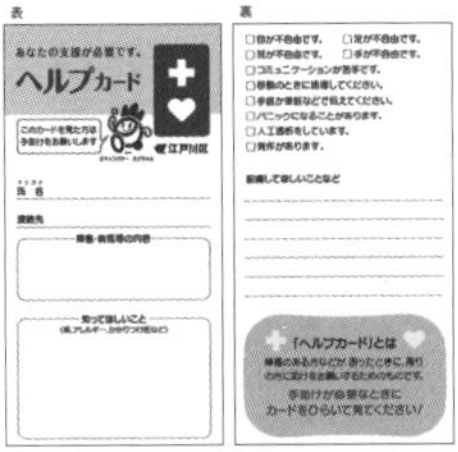

外見からわからなくても助けが必要な人が携帯しているカード。カバンなどにつけられている。話ができない時に備えて、裏の記載スペースに助けてほしい内容を記載している場合がある（形式は市区町村によって異なる。右は東京都の例）。

注意しよう！

▷ 周囲が騒ぐことで、さらに症状が悪化することがあるため注意する。

▷ 落ち着ける環境を確保し、本人が助けてほしい内容を慌てずに傾聴する。

▷ 過換気症状になっている時は、脱力などを生じる場合もあるため、無理に立たせない。

▷ 薬は荷物から自分で取り出してもらうようにする（トラブル回避）。また、本人自身の判断で服用してもらう。

▷ 精神症状と決めつけず、意識障害がある場合は救急車を呼ぶことを検討する。

（加藤 佐知子）

34 眼窩骨折

野球の試合中、
ファウルボールが
観客席に飛び込み、
応援団長の右目に当たった。

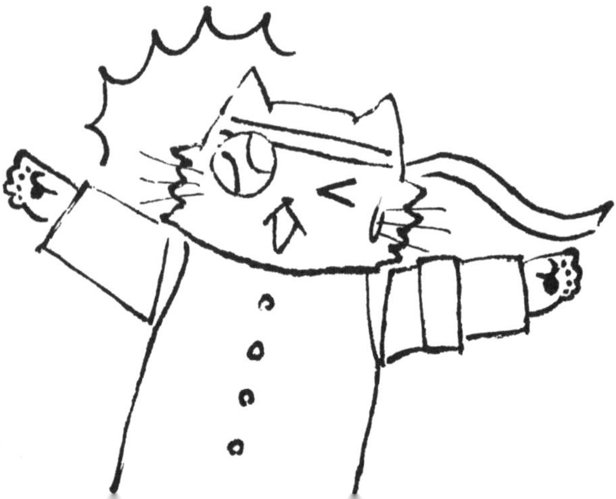

ポイントはここ！

- 外見・視力の変化
- 脳震盪
- 迷走神経反射

はじめにチェック！

- □ 外見に変化がないかチェックする（眼瞼浮腫、眼球の陥没、突出の有無など）。
- □ 結膜下出血、眼の動き、瞳孔、視力変化をチェックする（眼球の偏位、眼球運動制限、複視など）。
- □ 鼻出血の有無を確認する。▶▶154ページ
- □ 脳震盪の症状（意識消失、健忘、認知機能障害、頭痛、耳鳴り、ふらつき、脱力感、集中力低下など）を確認。

応急処置！

1. 受傷した眼をタオルで覆いその上から冷却する。
2. 脳震盪の症状があった場合は安静にする。また、意識消失や認知機能障害があった場合は、応急対応する。▶▶6ページ

注意しよう！

- ▷ **鼻をかまない**ように説明する（骨折部から空気が逆流し眼窩気腫となり、眼球突出、眼瞼腫脹などを引き起こすため）。
- ▷ **迷走神経反射**により**嘔気・嘔吐や徐脈**を伴う場合もある。
- ▷ **眼球に異常**を認めた時は**眼科受診**する。
- ▷ 脳震盪の場合、**24 時間は単独での生活を避けるようにする**。体調に変化があった場合はすぐ病院に受診するよう説明する。

（上川 智彦）

めも

□

□

□

□

□

□

□

□

35 橈骨遠位端骨折

散歩中の犬が
タヌキを見つけて走り出し、
飼い主の40代女性が転倒。
左手首の痛みが
ひどいという。

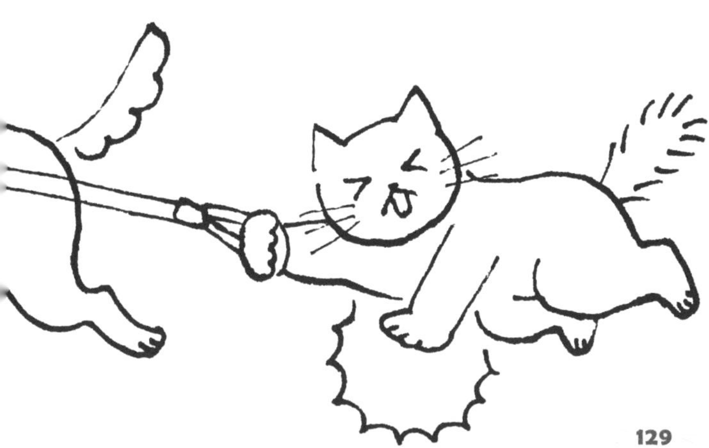

ポイントはここ！

- 転倒
- 手関節痛と腫脹
- 活動性の高い中年女性

はじめにチェック！

- □ 手首の開放創の確認。
- □ 手先の循環障害（皮膚の色や冷感）や神経障害（痺れや感覚麻痺）の確認。
- □ 手首以外に頭部・体幹の打撲、腰椎・大腿骨近位部の痛みも確認。

応急処置！

1. 副子（副木・ギプス）の代用として、厚めの雑誌などで手関節を中心に前腕と手を固定する。
2. 痛みが緩和でき、手首が動かない固定が重要（良肢位にこだわらない）。
3. 開放創があれば、ガーゼや清潔な布で保護する。

注意しよう！

- ▷ 骨折部がフォーク状に大きく変形する場合もあれば、**変形がほとんどみられないこともある。** 転倒後に手首の痛みを訴えれば外観にこだわらずこの骨折を疑う
- ▷ 骨片や腫脹の圧迫により、手のひら側を走行する**正中神経が麻痺**することがある（下図を参照）。
- ▷ 受傷直後は**無理に整復する必要はない。**

（清水 克彦）

▶橈骨遠位端骨折における正中神経麻痺

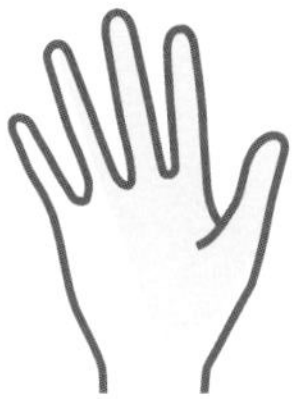

親指から薬指（親指側の 1/2）までの掌側の感覚障害（左図）のほか、手首、手指の屈曲、親指の付け根の筋力障害などが起こる。

めも

- □
- □
- □
- □
- □

36 足関節捻挫

休日のテニス中に
足首をひねった。
痛くて歩くのがつらいし、
明日は有休にしていいかな？
と考えてみる30代男性。

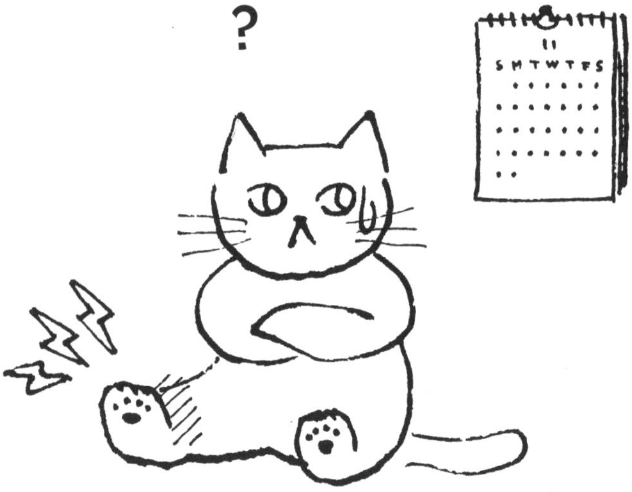

ポイントはここ！

- （足首の変形を伴わない）疼痛
- 腫脹
- 圧痛

はじめにチェック！

□ 腫脹や皮下出血の程度をみる。（重症度が変わる）
□ 骨折なども疑って対応する。（同症状：第五中足骨基底部骨折や距骨骨軟骨損傷など）

応急処置！

● 受傷後は重症度にかかわらずRICE処置を実施する。▶▶18ページ

注意しよう！

▷ 受傷直後は冷湿布よりも氷などで冷却する。受傷直後の確実な冷却は、毛細血管を収縮させ、止血や腫脹を軽減し、二次性低酸素障害を最小限に抑える。

▷ 軽度捻挫は早期の荷重負荷、重度捻挫は外科的修復と重症度によって対応方法が違う。**有休を取らせて**医療機関への**受診を勧める**！

（清水 克彦）

めも

- [ ]
- [ ]
- [ ]
- [ ]
- [ ]
- [ ]
- [ ]
- [ ]
- [ ]
- [ ]
- [ ]

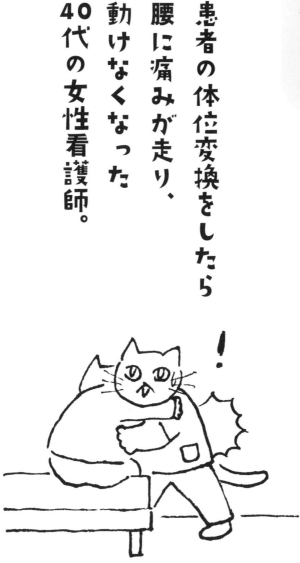

37 急性腰痛症

患者の体位変換をしたら
腰に痛みが走り、
動けなくなった
40代の女性看護師。

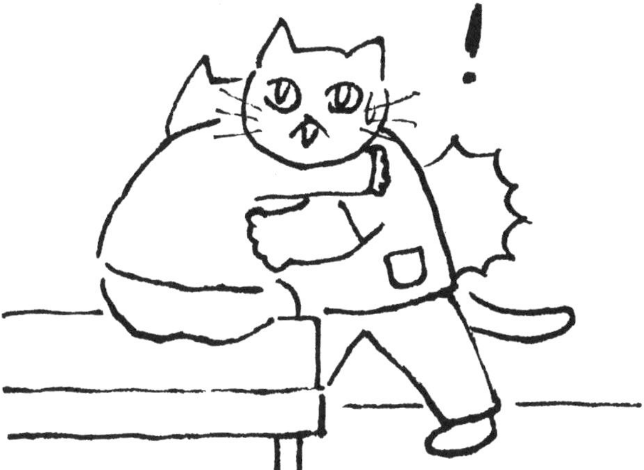

ポイントはここ！

- 腰の痛み
- 体位変換を行った
- 40代看護師

はじめにチェック！

□ ABCDEアプローチで循環に問題がないことを確認する。▶▶2ページ

□ 神経症状がないか確認する。

□ 痛みについて確認する（突然の発症なのか、どんな痛みなのか、腰だけが痛いのか）。

□ 既往歴を確認する。

応急処置！

❶ 安楽な姿勢を確保（腰に負担のかからない体位をとる。仰向けに寝るならば膝を曲げる）▶▶10ページ

❷ 直後は炎症を起こしているためアイシングする。
▶▶18ページ

❸ さらしや腰痛ベルトを巻く。

❹ 薬剤のアレルギーがないかを確認したうえで、鎮痛剤を内服させる。

注意しよう！

▷ 神経症状がある場合は、単なる腰の痛みではなく**他に重篤な疾患がある可能性**も考慮し、病院を受診してもらう（下表を参照）。

（藤井 美幸）

▶ red flags：重篤な脊椎疾患（腫瘍、感染、骨折など）の合併を疑う険信号

- 発症年齢 ＜20 歳または ＞55 歳
- 時間や活動性に関係のない腰痛
- 胸部痛
- がん、ステロイド療法、HIV 感染の既往
- 栄養不良
- 体重減少
- 広範囲に及ぶ神経症状
- 構築性脊椎変形
- 発熱

めも

□

□

□

□

□

38 有痛性筋痙攣

娘の運動会に参加し、
パン食い競争で足がつった
40代の男性。うぐいすパンを
くわえたまま動けない。

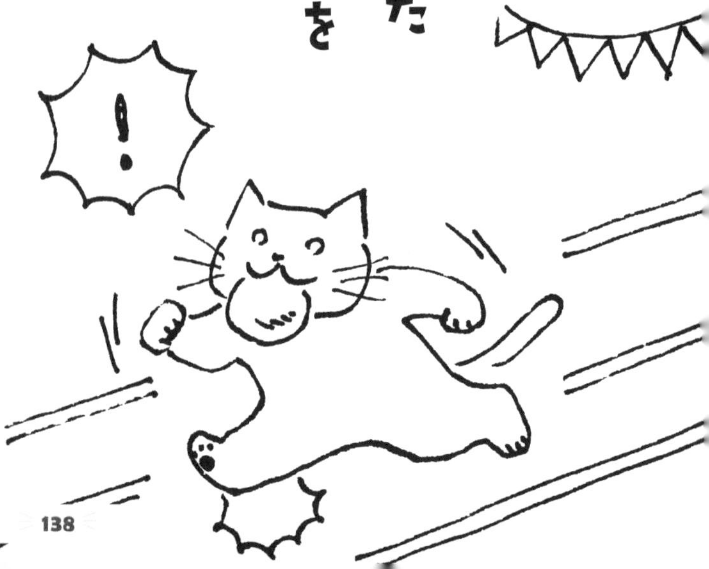

ポイントはここ！

リラックス
ストレッチ
水分・ミネラル不足

はじめにチェック！

□ 痛む**部位**を確認する。
□ 痛みが**局所的**か、それとも他の部位に及んでいるかを確認する。
□ 痛みの**性状**を確認する。

応急処置！

❶ 痙攣している足を**リラックス**させる。
❷ **痛みを増強させない角度**に調整する。
❸ 痙攣を起こしている下腿を**徐々に真っ直ぐ**にし、**足背をゆっくり背屈**させて伸ばしていく（次ページの図参照）。
❹ 改善したら、**軽く膝を曲げて安静**にしておく。

▶足がつった時のストレッチの手順

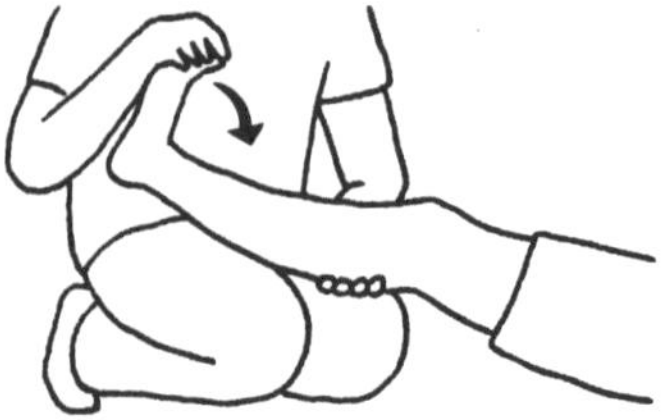

❶下腿を徐々にまっすぐにして、足背をゆっくり背屈させ、伸ばしていく。

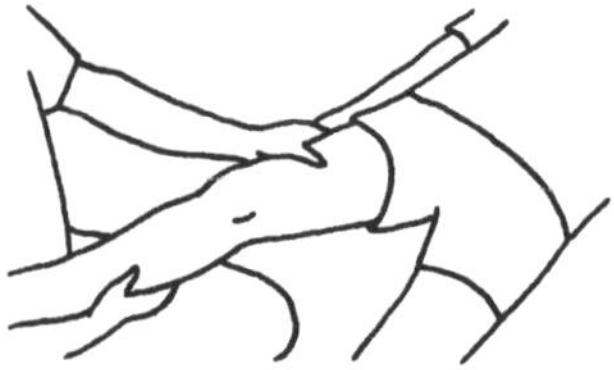

❷大腿部とふくらはぎをストレッチ。

注意しよう！

▷ **水分不足、ミネラル不足**（ナトリウム・カリウム・カルシウム・マグネシウム）で起きることもあるので、多量に喪失するような状況がないか経緯を確認する。

▷ ストレッチの際は、急に伸ばしたり強くマッサージしたりせず、**ゆっくり徐々に**行う。

▷ **振戦**があったり、痛みが**上肢・体幹にまで及ぶ**場合は異常所見のため、病院を受診する。

（佐野 成美）

部屋でウサギとリスに
追いかけられていた
9歳の甥っ子が窓に激突、
ガラス片が前腕に刺さった。

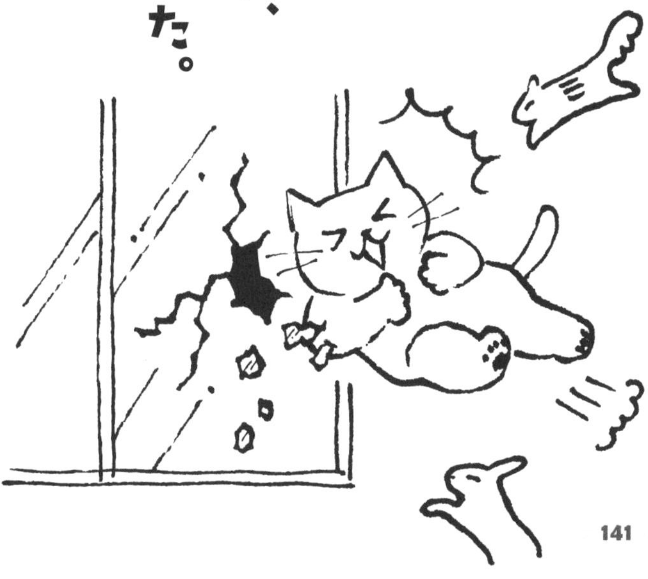

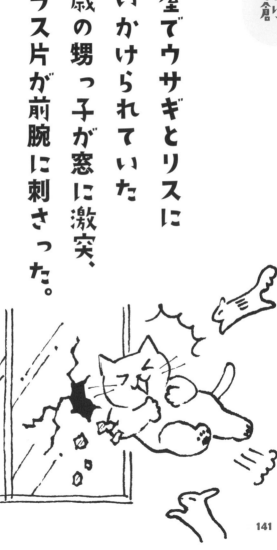

ポイントはここ！

- **安全確保**
- **間接止血**
- **大きな異物は抜かない**

はじめにチェック！

- □ 残ったガラス片などによる**二次的外傷**が起こらない**安全な場所**に移動。
- □ 患部の**出血する勢い**を確認（**動脈性か静脈性か**）。
- □ 手指や手首の**運動障害**、**神経障害**がないか確認。

応急処置！

1. 患部を**心臓より高い位置**に上げる。
2. **間接圧迫止血法**を実施。▶▶14ページ
3. ガラス片など**大きな異物**が刺さっている場合は、その**異物を抜かずに動かさない**ように病院へ連れて行く。
4. 間接圧迫法で出血コントロールできない場合には、**止血帯法**を実施。

注意しよう！

- 他の部位や周囲に**ガラス片などの危険な物が残っていないか**確認する。
- 患部にガラス片や異物が残っている場合、直接圧迫止血は深部の血管や神経を損傷させる可能性があるので、**なるべく行わずに病院へ**向かう。
- 出血することで子どもや傷病者、家族は**パニック状態**になりやすい。**冷静に安心させる**声かけを行う。

（清水 克彦）

めも

40 頭部外傷

魚をくわえた野良ねこを追っかけていた24歳の主婦。頭を電柱にぶつけ、出血している。

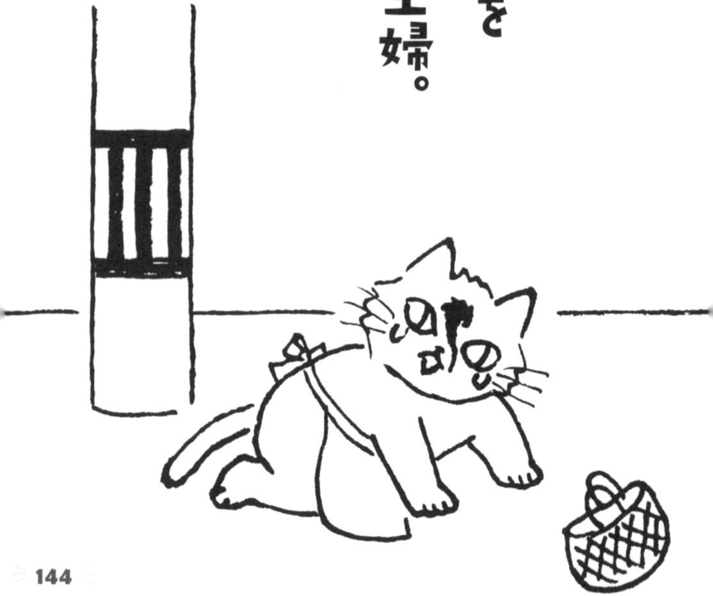

ポイントはここ！

- **頭部の打撲**
- **出血**
- **受傷機転・受傷時間**

はじめにチェック！

- □ **意識レベルを確認**する。▶▶6ページ
- □ **拍動性の出血**がないかを確認する。
- □ **意識消失**があったかどうかを確認する。
- □ **頸椎の痛みと四肢の知覚・運動異常**を確認。
  → 頭部外傷の時は**頸髄損傷**をセットで確認する。

応急処置！

1. **意識障害**がある場合、**JCS 2 桁以上への低下、GCS 8 点以下**または観察中に**2 点以上低下**すると**緊急性**が**高まる**ため、**救急車を呼ぶ**。
2. 出血が持続していれば、**直接圧迫止血**を行う。
   ▶▶14ページ
3. 患者の**楽な姿勢**で休ませる。**頸髄損傷**の疑いがある場合は、**頸椎を極力動かさない**ようにしながら姿勢を整える。

注意しよう！

- ▷ 強い衝撃が加わったと想定される**受傷機転**では、**頭蓋骨骨折**や**頭蓋内損傷**のリスクが高まる。
- ▷ **健忘**がある場合は、脳に強い衝撃が加わったことを示唆するため、長引く場合は**病院での経過観察**が必要となる。
- ▷ **嘔吐**がある場合は、**出血**などの**頭蓋内病変**の可能性がある。
- ▷ **抗血小板薬・抗凝固薬**の内服をしている場合は、**出血のリスク**が高まる。
- ▷ 倒れた原因が、**失神・痙攣**などの**内因性疾患**が先行ししたために生じた頭部外傷ケースも多い。**受傷機転**や**既往歴**から予測する。

（佐野 成美）

めも

□

□

□

□

□

□

41 裂傷

振り返ったら子熊がいた。
友達の顔をひっかいて
逃げて行った。

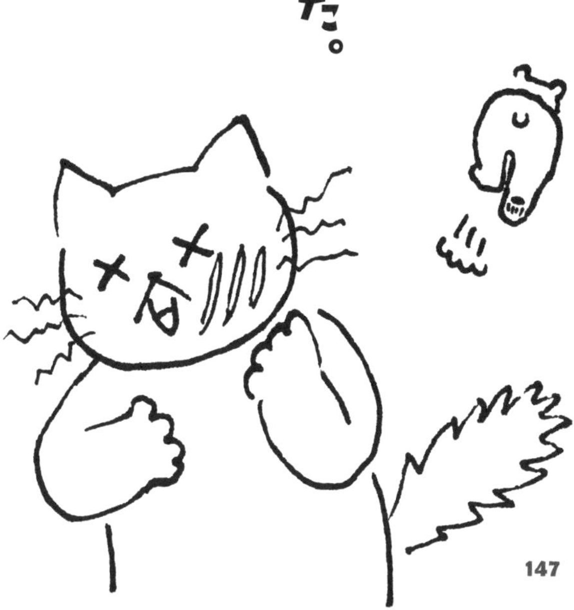

ポイントはここ！

- **顔面外傷**
- **感染予防**
- **止血法**

はじめにチェック！

- □ **ABCDE アプローチ**を実施する。▶▶2ページ
- □ **鼻や上下の顎**に問題がないか確認する。
- □ 創部からの**出血が止まっているか**を確認する。

応急処置！

❶ 裂傷部を**流水で 5 分以上洗浄**後、清潔なガーゼやタオルなどで**創部を覆い保護**する。

❷ 出血が続いている場合は、清潔なガーゼなどで**直接圧迫止血**をする。▶▶14ページ

❸ **鼻出血**がある場合は対応する。▶▶154ページ

注意しよう！

- 創の状態が軽度であっても、野生動物からは細菌・ウイルス・寄生虫が**感染・寄生**する恐れがあるため、一刻も早く医療機関で治療を受ける。
- 直接圧迫止血の際、実施者は**手袋**などを使用して**血液が付着しないよう**に注意する。
- 熊による受傷は**頭部や顔面部**に多いため、これらの部位の観察が必要である。
- **被害に遭わない**よう出遭わない・引き寄せないための**知識・準備**が必要である。

（上川 智彦）

めも

□
□
□
□
□
□
□
□

42 擦過傷

自転車2人乗りの高校生。
農家の軽トラックと接触し、
畑に突っ込んだ。
1人が膝から
血を流している。

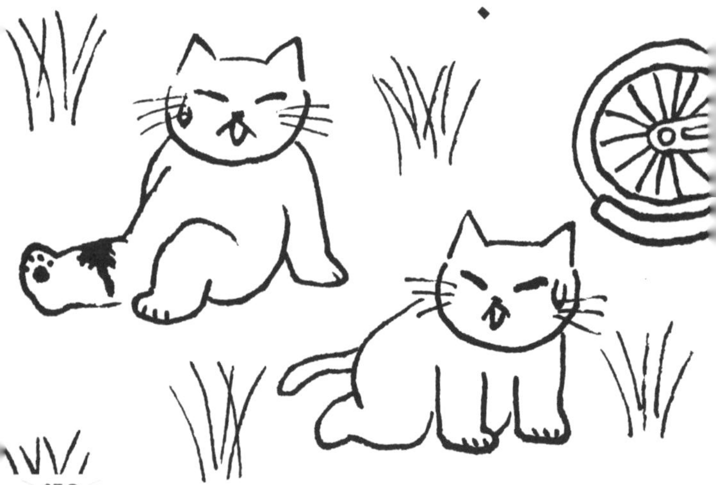

ポイントはここ！

1. 出血
2. 感染予防
3. 多発外傷

はじめにチェック！

- □ 創傷部の出血が止まっているか確認する。
- □ 現病歴と、他の部位をぶつけていないかを確認する。
- □ 膝に問題がありそうなので下肢の運動障害、腫脹、変形などがないか確認する。

応急処置！

1. 出血が続いている場合は、創部を直接ガーゼなどで直接圧迫止血する。▶▶ 14ページ
2. 感染予防のために創部を流水で洗浄する。
3. 止血が確認できた場合は、創部洗浄後に清潔ガーゼなどで覆い保護する。
4. 下肢を動かすと痛い場合は、RICE 処置を行う。▶▶ 18ページ

注意しよう！

- ▷ 用手圧迫時、実施者は**手袋**などを使用して**血液が付着しないように**注意する。
- ▷ 10分以上直接圧迫止血法で**止血ができない**場合は、病院を受診する。
- ▷ **深い傷、創部のひどい汚染**がある場合は病院を受診する。
- ▷ 患肢の運動障害、脱力感・痺れ、腫脹、熱感、変形などがある場合は**骨折を疑い**、RICE処置を行いながら**病院を受診**。
- ▷ 転倒時に頭部や体幹部をぶつけた場合、**数時間後に症状が出現**することがあるため、**受傷後24時間**は**ABCDに変化**がないか注意するよう、本人と**家族**に説明する。

（上川 智彦）

めも

□

□

□

□

□

43 鼻出血

えっ、お父さん？
こんな夜中に…それ鼻血？

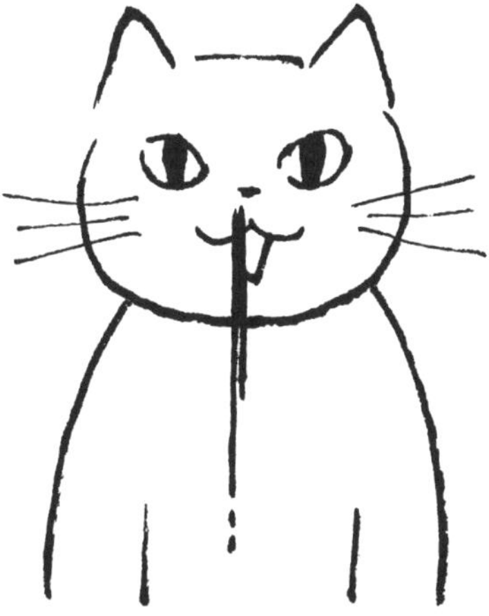

ポイントはここ！

- **出血性ショック**
- **誤嚥**
- **中年以上の成人**

はじめにチェック！

- □ 出血の程度を確認し、**ショック**の有無、意識・循環を観察する。▶▶6・37ページ
- □ まれに**窒息**の恐れがあるため**呼吸状態を観察**。
- □ 外傷による出血ではないか聴取する。**外傷の場合は頭蓋骨骨折、頭蓋内出血**を伴うことがあるため緊急性がある。

応急処置！

❶ **緊急性の評価：**チアノーゼや呼吸状態の悪化、バイタルサインに変化がある場合は医療機関へ。

❷ **体位の工夫：**血液を飲み込むと悪心、嘔吐の原因となるため咽頭から血液が流れないように、状況に応じて**体位を工夫する**。ショックでなければ、顎を引き、**前屈した座位姿勢**、もしくは**側臥位**がよい。▶▶10ページ

③ 鼻翼を10分以上つまんで圧迫する（下図参照）。
④ 突然の嘔吐に備えておく。
⑤ 出血が止まったら、**2〜3時間は安静**を保持する
⑥ 出血量が多い、もしくは**30分以上止血されない**時は医療機関を受診する。

▶鼻翼の圧迫

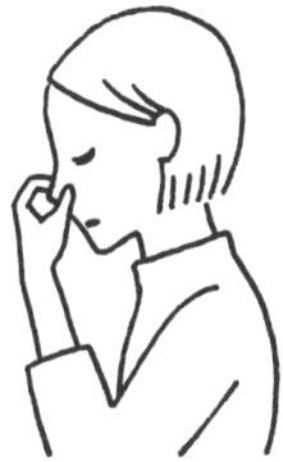

注意しよう！

▷ 原則タンポン等を詰めず、指でつまみ圧迫する。
▷ 鼻腔からの出血なのか、消化管出血ではないかを確認する。**消化管出血の場合は緊急性が高い**ためすぐに医療機関へ。
▷ **動脈性**の鼻出血はショックとなることがある。
▷ 不安が強い場合は、不安軽減に努める。
▷ 原因が明らかでない**突発的鼻出血**と原因が明らかな**症候性鼻出血**がある。状況により重篤な疾患の可能性があるため出血の原因追究が必要。
▷ 出血のリスクとなる**既往歴**、**内服薬**を確認する。

（香取 雅美）

44 局所熱傷

酔っ払って帰宅した夫が
カップやきそばの
湯切りに失敗し、
自分の手に
かけてしまった。

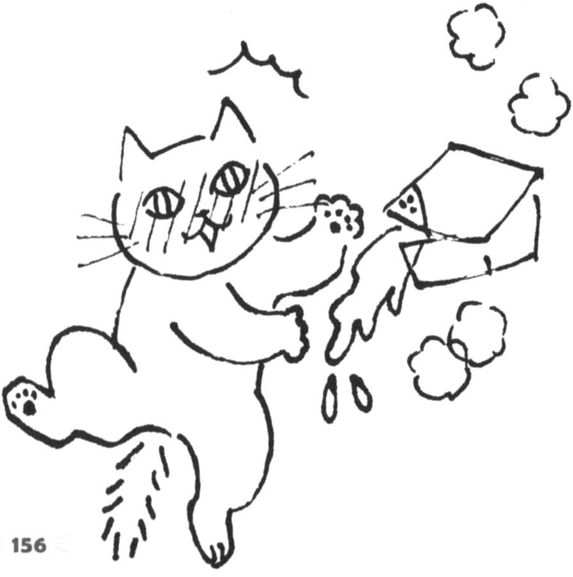

ポイントはここ！

- 熱傷の深達度の判断
- 冷却

はじめにチェック！

□ 熱傷の深達度を判断する

深達度	定義	所見	疼痛
Ⅰ度	表皮に限局	紅斑	あり
Ⅰ度浅達性	表皮	水疱（水疱底は赤）	激痛
Ⅱ度浅達性	真皮	水疱（水疱底は白）	激痛（知覚麻痺）
Ⅲ度	真皮全層	壊死・白色・炭化	なし

応急処置！

❶ 流水で30分程度冷やす。冷却は疼痛緩和に効果がある。▶▶18ページ
❷ 水泡ができてしまっている場合は、破らず医療機関を受診する。
❸ 鎮痛薬を検討する。

注意しよう！

▷ 熱傷後 24 時間は**深達度が変化**するので、注意深く観察する

▷ I 度熱傷の場合は**冷やす処置のみ**で軽快することが多い

▷ I 度熱傷以外は、自分で薬を塗らず**医療機関へ受診**する

▷ 指輪などの装飾品は**浮腫**により外れなくなることがあるので、外しておく。

（香取 雅美）

めも

- [ ]
- [ ]
- [ ]
- [ ]
- [ ]
- [ ]
- [ ]
- [ ]
- [ ]
- [ ]
- [ ]

45 広範囲熱傷

風呂場で遊んでいた弟を
連れ出そうとした
10歳の男児が、
誤って熱湯を全身に
浴びてしまった。

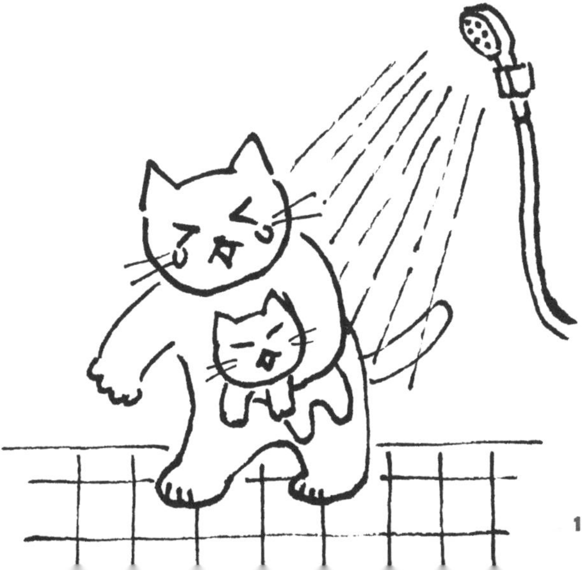

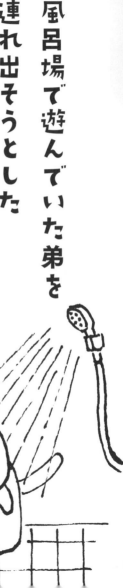

ポイントはここ！

- **ショック**
- **小児虐待**
- **気道熱傷**

はじめにチェック！

- □ 熱傷の範囲が広い時は急速なバイタルサインの変化が起こりうるため、**まず救急車を呼ぶ**。
- □ ショックになる場合がある。**循環・呼吸・意識に問題がないか**注意しよう。▶▶ 2・37ページ
- □ **熱傷面積**、**熱傷深達度**から重症度を判断。**熱傷指数 BI** で重症度を判定する。**BIが10～15 以上は重症**（次ページの図参照）。

応急処置！

❶ ショックが認められる場合は横にし安静を保つ。
▶▶ 10ページ

❷ **衣服をすべて脱がす**。必要ならハサミで衣服を裁断する。皮膚に衣服が張り付いていることもあため注意する。無理にはがさない。

❸ 広範囲の熱傷部位を冷水で冷やすと**低体温**など合併症を併発する可能性がある。

❹ Ⅰ度熱傷の場合は冷却してもよいが、**小児は低体温となることがあるので注意する。**

❺ 低体温予防のため**タオルなどで保温する。**

注意しよう！

▷ 熱湯による熱気で気道熱傷している可能性もあるため、**咽頭の違和感や呼吸困難感、咽頭気道の浮腫**がないか確認する。

▷ 受傷の経緯を本人からも聴取し、**ほかに外傷がないか確認する。児童虐待**の可能性も念頭に置く。

▷ 本人も親も不安が大きい。応急処置の際にはわかりやすい言葉で説明し、**訴えを傾聴**する。

（香取 雅美）

▶熱傷指数（BI：burn index）

BI（burn index）

＝

Ⅱ度熱傷面積％×1/2

＋

Ⅲ度熱傷面積％

成人の場合は身体を9の倍数に11分割し、熱傷部位の合計数を算出。小児の場合は同じく5の倍数にて評価。

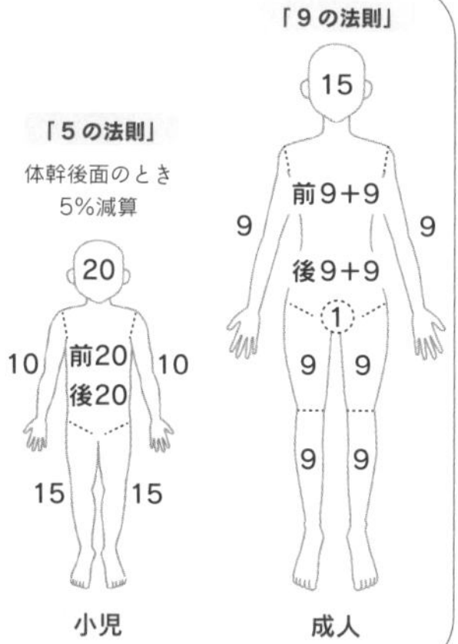

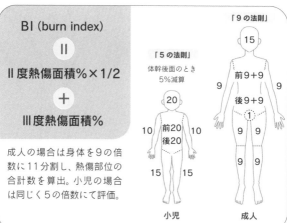

雷雨の中、
公園の前を通りかかると
大木から煙が出ていて、
その下に男性が倒れていた。

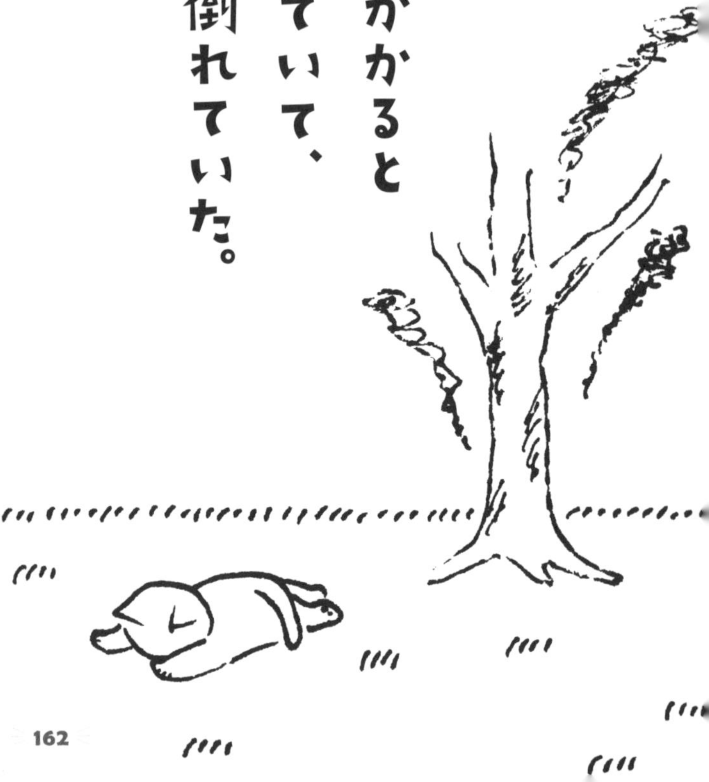

ポイントはここ！

- 雷雨の中、大木から煙
- 安全の確保
- 心肺蘇生

はじめにチェック！

□ 倒れた場所が危険でないか確認する。協力者に応援を要請し、安全な場所へ移動させる。

□ ABCDE アプローチを実施。▶▶ 2ページ

応急処置！

❶ 心肺停止であれば直ちに心肺蘇生を開始する。協力者に救急車の要請とAEDの手配を依頼する。

▶▶ 12ページ

❷ 衝撃波による損傷の可能性もあるため、迷わず救急車を呼ぶ。

❸ 熱傷がみられた場合は患部を冷却する。

▶▶ 18ページ

注意しよう！

▷ 直撃・側撃による雷撃症（電撃症）の死亡原因は、ほとんどが**心室細動**のため、**AED が到着するまでは心肺蘇生**を実施する。

▷ 屋外でのファーストエイドではとくに**安全確認**を行う。**二次被害**（再落雷による受傷）を回避することが重要。

▷ 電流が頭部を流れることで**一過性の意識障害**を起こすこともある。

▶雷撃症の豆知識

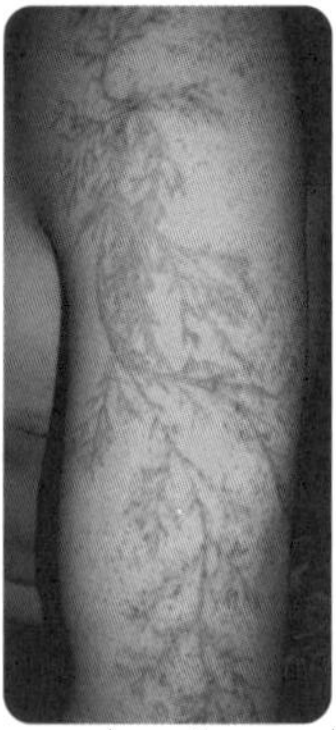

(geardiary.com)

- 避難しても建物の落雷が飛び移り感電（側撃雷）する可能性があるのため、なるべく鉄筋コンクリート建築、自動車、バス、列車などの比較的安全とされる場所を選ぶ。
- 落雷による熱傷では、皮膚表面に電流が流れた後に、電紋（リヒテンベルク図形）といわれる特徴的な樹枝状の模様が皮膚に現れる（写真）。

（高野 千佳）

47 低体温症

真冬の深夜、
民家のまばらな県道を
フラフラと歩く、
全身がびしょ濡れの
白い服を着た女性。

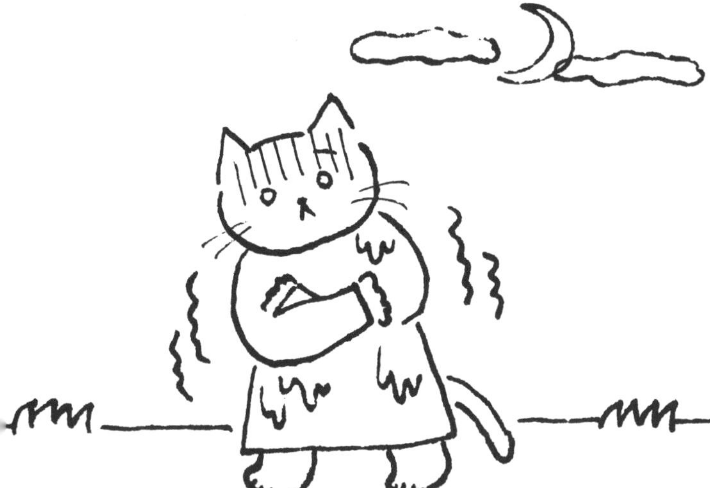

ポイントはここ！

- **真冬の深夜・全身びしょ濡れ**
- **外傷の有無**
- **事件性の考慮**

はじめにチェック！

- □ 周囲に**助けを求められそうな店や民家**がないか確認する。
- □ **意識状態や精神状態**を確認する。▶▶6ページ
- □ **外傷**がないか確認する。
- □ **持ち物**はあるか、**靴**を履いているかを確認する。

応急処置！

❶ 本人を**安心させる**ため、**落ち着いた態度**で話しかける。

❷ 民家やお店に助けを求められそうであれば、**温かく風が防げる場所**に移動する。

❸ 濡れた衣服でさらに**体温が低下**するため、できるだけ早く**乾いた衣服に着替え保温**する。

❹ **顔面や頭頸部**からも体温が奪われるため、**帽子**

やマフラーで保温するのもよい。

⑤ 湯たんぽやホットパックをあてる際には、タオルなどで包み、**低温やけど**に注意する。

⑥ 意識があって経口摂取が可能であれば、無理のない範囲で**温かい飲み物を摂取**してもらう（エネルギー補給のため、**カロリーを摂取**できる飲み物を検討する）。

⑦ **出血部位**がある場合、きれいな布をあて**圧迫止血**する。▶▶14ページ

⑧ すみやかに**救急車の要請**を検討する。

注意しよう！

▷ 精神的に落ち着かない状況である場合を考慮し、安心させるように**声掛け**を意識する。

▷ **事件性や精神的な問題**も検討すべき状況であるため、**本人が大丈夫と言っても、救急隊や警察**に引き継ぐなどが必要である。なるべく**一人での対応は避け**、すみやかに周囲に助けや救急車の要請を求める。

（加藤 佐知子）

48 蜂刺傷

キャンプ場にいたグループが
スズメバチに襲われた。
何人かが刺され、
しばらくして
30代の男性が倒れた。

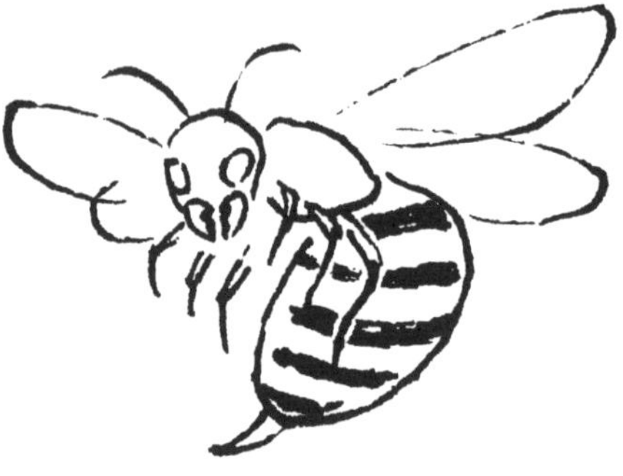

ポイントはここ！

- 蜂毒に対するI型アレルギー
- アナフィラキシーを常に疑う
- スズメバチだけでなく、ミツバチにも注意

はじめにチェック！

□ 刺された現場から速やかに離れて、**身の安全を確保**する。

□ **過去に蜂刺傷歴**や蜂刺傷によるアナフィラキシーのある人は、アナフィラキシーを起こす可能性が高いので注意する。

□ **アナフィラキシー症状**（次ページの図参照）が出現したら直ちに病院へ搬送する。

応急処置！

❶ 皮膚に針が刺さっていたら、速やかにピンセットなどで**除去**する（ミツバチの場合、毒は針についた毒袋から数秒〜20 秒で全量注入される）。

❷ 流水でよく洗い流し、患部をアイシングする。

▶▶ 18ページ

❸ 局所症状だけでなく、全身にわたり腫脹する場合

もあるため、**指輪をしている場合は外しておく**。

注意しよう！

▷ **初回でも多数の蜂に刺されると、アナフィラキシー様の症状が出る危険性がある。**

▷ アナフィラキシーは数分後～1時間以内に発症することが多い。少なくとも**1時間は安静**にして経過観察を行う。

▷ **遅発性アナフィラキシー**は2～6時間後に出現する場合もある。

▷ 50カ所以上刺されると、心毒性により**不整脈や心停止**を起こす可能性がある。

▷ 高齢者や小児で多数刺された場合は、**救急車を呼ぶ**。

（青木 悠）

▶アナフィラキシー症状

□ 皮膚粘膜症状（全身発疹・掻痒・紅潮・粘膜浮腫）

□ 呼吸器症状（呼吸困難・喘鳴）

□ 循環器症状（失神・意識障害）

□ 消化器症状（腹痛・嘔気・嘔吐・下痢）

□ 血圧低下

- 成人：収縮期 90mmHg 未満
- 小児（1-10 歳）：収縮期70mmHg＋（2×年齢）未満

49 クラゲ刺傷

夏ももう終わり。
そうだ、海へ行こう！
早朝、誰もいない美しい砂浜。
青空の下で波間に身を委ねた。
クラゲに刺された。

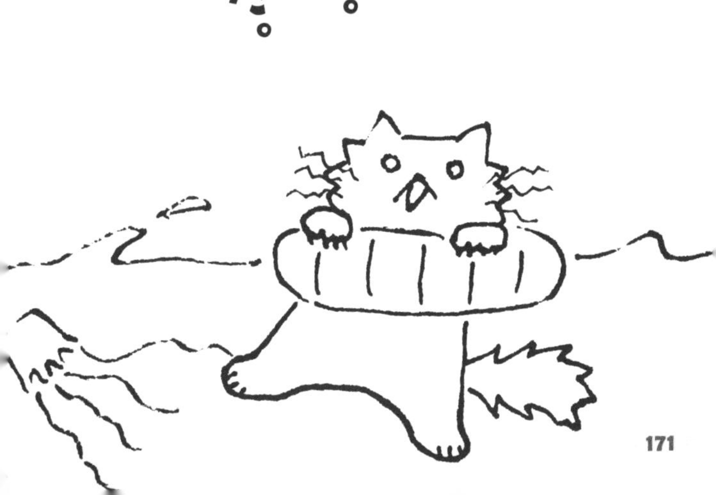

ポイントはここ！

- 線状皮疹
- 基本はお湯で中和（沖縄・奄美には食酢が有効なクラゲもいる）
- まれにアナフィラキシー

はじめにチェック！

□ サーフィンや海水浴中に“何かに刺された”と気づいたら、すぐに海から出る。

□ アナフィラキシー症状がないか注意する。

応急処置！

❶ 酢酸（食用酢）があれば患部にかける（刺胞の不活化作用がある）。注意：ただしクラゲの種類によっては**酢酸により刺胞の発射が促進**される。

❷ 触手が絡みついている場合は、**海水で洗い流す**（**真水は刺胞を活性化させる**）。

❸ 触手が皮膚に付着している場合は、**直接素手で触れず**手袋やピンセットで除去する。

❹ お湯（45℃程度）で 20〜30 分温める（**温めると刺胞が不活性化し、痛みが軽減**）。

⑤ 腫脹や熱感を伴う疼痛がある場合はアイシングをする。▶▶ 18ページ

注意しよう!

▷ アナフィラキシーショックで意識を失うと溺れる原因となるため、刺されたと思ったら痛みの程度に関係なく、**すぐに海から出る**。

▷ クラゲの種類が特定できない状況では、かえって毒がまわることもある(四方への毒針発射を助長)ため、**むやみに食酢を使用しない**(ハブクラゲ、アンドンクラゲ以外のクラゲ刺傷には食酢をかけない)。

▷ 強い痛みや全身症状(嘔気、嘔吐、頭痛など)を認めた場合は**救急車を呼ぶ**。

(青木 悠)

めも

□

□

□

□

□

50 マムシ咬傷

マムシ酒って
どんな味がするんだろう？
さっそく山へ
マムシを捕りに行った。
怒ったマムシに指を咬まれた。

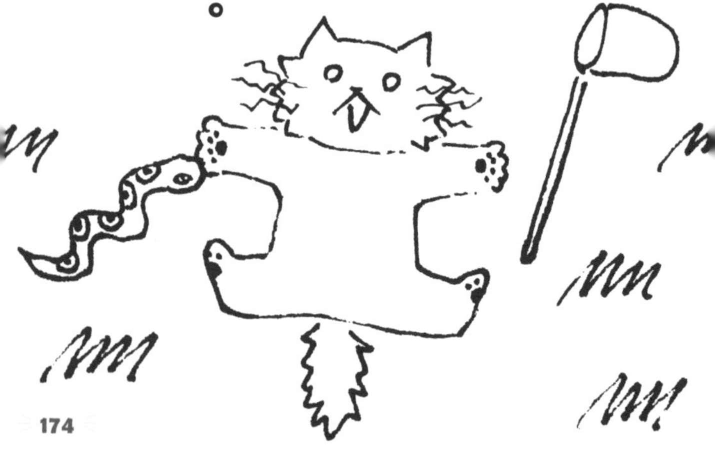

ポイントはここ！

- 咬まれたのは毒蛇か？
- 緊縛・切開・吸引は行わない
- 直ちに病院へ

はじめにチェック！

- □ **毒蛇の場合**（次ページの図参照）**は直ちに病院を受診。**
- □ 重症度は**腫脹の度合いと全身症状**（咬まれた患部や、口・鼻からの出血など）で判断する。
- □ **受傷直後から疼痛**が生じ、その後に**局所の腫脹**を認める。**腫脹のピークは 24 時間後**で、グレードI（次ページ参照）でも進行する可能性があるため、直ちに病院へ搬送する。
- □ 重症例では**血圧低下、出血傾向、DIC、腎不全**などをきたす。

応急処置！

❶ 流水でよく**洗い流す**。
❷ 清潔なガーゼで覆い、**圧迫止血**を行う。
❸ 傷より中枢側に浮腫性腫脹が拡大するので、**指輪は外しておく**。

▶無毒蛇と毒蛇の見分け方

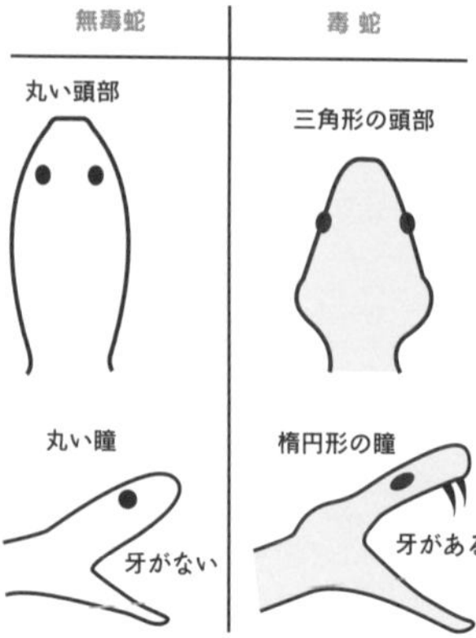

- マムシなどの毒蛇は、**頭部が三角形で、瞳孔が鋭い楕円形**。無毒蛇の頭部は三角形ではない場合が多い。ただし、日本に生息するヤマカガシ（毒蛇）の頭部と瞳孔は円形なので注意。
- ヘビから安全な距離を取り、**スマホで写真を撮っておく**と手がかりになる。

（参考：Rosen's Emergency Medicine: Concepts and Clinical Practice 10th Edition）

▶マムシ咬傷のグレード

Ⅰ 局所の腫脹　Ⅱ 手・足関節に及ぶ腫脹　Ⅲ 肘・膝関節に及ぶ腫脹
Ⅳ 一肢全体に及ぶ腫脹　Ⅴ 体幹に及ぶ腫脹・全身症状

注意しよう！

▷ マムシを**目撃していなくても**、マムシ咬傷を疑ったら**直ちに病院**へ搬送する。

▷ 応急処置として、**緊縛・切開・吸引は行わない**。緊縛は組織の毒を停滞させ、**腫脹・出血が増悪**し、切開すると**傷が治りにくい**。また、**口で吸引すると毒を吸う恐れ**がある。

（青木 悠）

51 アレルギー

もらったお菓子を食べた
6歳の男児。顔が腫れ、
口がかゆいと言う。
親は「ナッツを食べた？」
と心配そう。

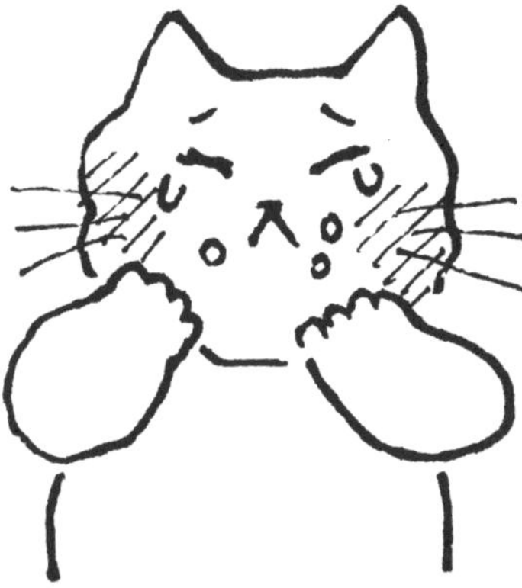

ポイントはここ！

- **顔の腫れ**
- **口の中が痒い**
- **アナフィラキシー**

はじめにチェック！

- □ **皮膚症状**（全身の発疹、瘙痒または紅潮、浮腫）、または**粘膜症状**（口唇・舌・口蓋垂の腫脹など）が**急速に発現**（数分～数時間以内）したかどうか。
- □ かつ、**呼吸器症状**（呼吸困難、気道閉塞、喘鳴など）と**循環器症状**（血圧低下、意識障害）のいずれか、または両者を伴っているかどうか。嘔吐などの**消化器症状**の有無を確認する。
- □ **食物アレルギー**の既往とアレルゲン、食べたお菓子の原材料を確認する。
- □ **エピペン®**（アナフィラキシー補助治療剤のアドレナリン自己注射薬）の処方と所持の有無を確認する。

応急処置！

1. **救急車**を呼ぶ。
2. **体位を変える**とそれをきっかけに**急変する可能性**もあるため、**原則として仰臥位**にする。

❸ **嘔吐や呼吸が促迫**している場合は、**楽な体位**（顔を横向きにする、上体を少し起こす）とし、**下肢を挙上**する。▶▶ 11 ページ

❹ エピペン® が処方されている場合は、速やかに**大腿部中央の前外側に筋肉注射を行う。**

▶エピペン® の形状

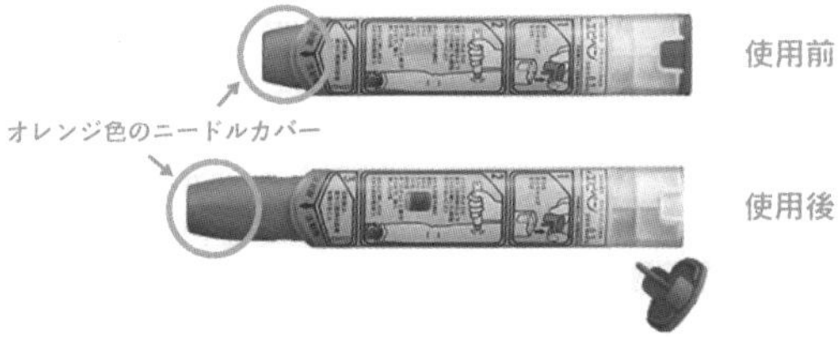

（VIATRIS ホームページより）

注意しよう！

▷ 致死的反応において呼吸停止、または心停止までの時間は、おおよそ**薬物で 5 分、ハチで 15 分、食物で 30 分**との報告がある。

▷ アドレナリン血中濃度は**筋注後 10 分程度で最高になり、40 分程度で半減する。**症状が続く場合は追加投与を行う。

▷ 小児では、**二相性アナフィラキシーが最大 11% の症例に発生**しているため、症状が改善した場合も、**その後の観察を継続**（24 時間経過観察のために入院が推奨される）する。

（苑田 裕樹）

52 薬物中毒

ずっと既読にならないので
心配して家に行くと、
友達が吐いたまま寝ていた。
ベッドの横には
空の薬瓶があった。

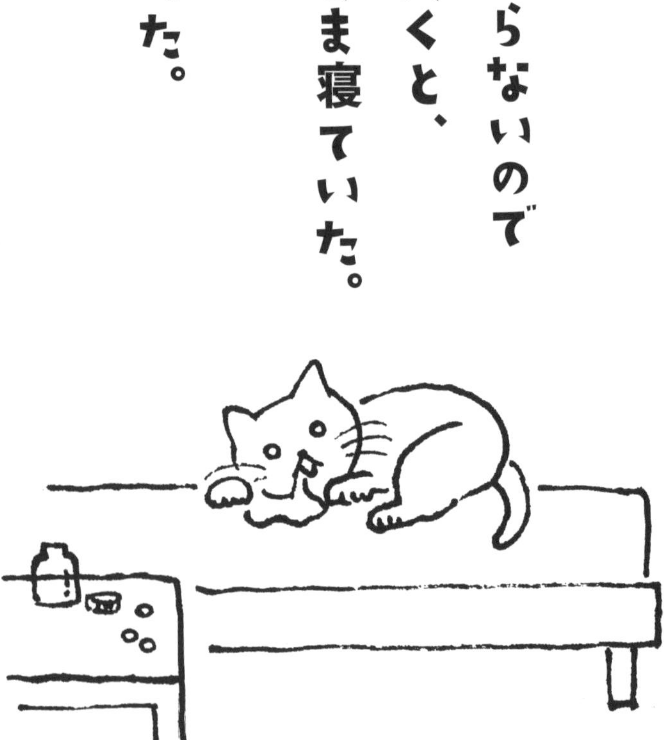

ポイントはここ！

- 空の薬瓶
- 誤嚥の防止
- 中毒 110 番・電話サービス

はじめにチェック！

□ ABCDE アプローチを実施する。▶▶ 2ページ

□ どのような薬物をいつ、どこで、どうして、どのように、どれくらい使用したか情報収集を行う（▶▶ 22 ページ）。患者や家族、目撃者から既往歴、服薬中の薬、アレルギー、空になった薬のシートがあるか、嘔吐したか（嘔吐物）を確認する。

応急処置！

❶ 薬物による精神・身体症状（中毒症状）が出現している場合は、専門医療機関での治療が必要。

❷ 救急車を呼ぶ。

❸ 嘔吐による誤嚥を予防し、意識がない場合は気道確保を行う。▶▶ 4ページ

注意しよう！

- ▷ 急性中毒では「パニック」「意識や知覚の障害」、時には**昏睡状態から死に至る**こともある。
- ▷ 情報収集する際には、患者の**発言が不正確**かもしれないことを念頭におく。
- ▷ **家庭用の洗剤や農薬など**の薬品からは**有毒ガス**が発生することがある。**異様なにおい**がする場合はむやみに近づかず、**消防署に連絡**する。
- ▷ 対処方法がわからない場合は、日本中毒情報センター「**中毒 110 番・電話サービス**」へ連絡する。

（苑田 裕樹）

▶中毒 110 番・電話サービス（一般向け）

日本中毒情報センターが運営する「中毒 110 番電話サービス」は、化学物質（たばこ、家庭用品など）、医薬品、動植物の毒などによって起こる急性中毒について、実際に事故が発生している場合に限定し情報提供している。

大阪　072-727-2499（365 日・24 時間）

つくば　029-852-9999（365 日・9 時～ 21 時）

めも

☐

☐

さくいん

さくいん

引用・参考文献

6. 脳血管障害▶日本救急看護学会ファーストエイド委員会編：頭痛／意識障害，ファーストエイド―すべての看護職のための緊急・応急処置 改訂第2版，p57，63，2018.

9. 熱性痙攣▶日本救急看護学会ファーストエイド委員会編：AVPU評価スケール，ファーストエイド―すべての看護職のための緊急・応急処置 改訂第2版，p60，2018.

13. 肺血栓塞栓症▶寺沢秀一：下肢の蜂窩織炎として紹介された1例．研修医当直御法度 百例帖 第2版，2（3），p244-247，2013．／中島啓・青島

引用・参考文献

正大：呼吸困難, 救急医学, 36 (3), p301-304, 2012.

16. 過換気症候群▶齋藤兄治：過換気症候群, 加藤博之編, 救急医学, 37 (6), p689-693, 2013. ／寺沢秀一：脱力・手足しびれ・呼吸がしにくい, 研修医当直御法度 百例帖 第2版, 2 (3), p208-211, 2013.

20. 鉄欠乏性貧血▶マクギー・S：マクギーの身体診断学 改訂第2版(原著第3版), 柴田寿彦・長田芳幸訳, 診断と治療社, 2016.

21. 低血糖症状▶日本糖尿病学会：糖尿病治療ガイド2022-2023, 文光堂, 2022.

22. 熱中症▶日本救急看護学会ファーストエイド委員会編：熱中症, ファーストエイド―すべての看護職のための緊急・応急処置 改訂第2版, p193, 2018. ／日本救急医学会：熱中症ガイドライン2015(https://www.jaam.jp)2022年11月確認.

28. 感染性胃腸炎▶志賀隆監：消化器下痢・便秘, ER・救急 999の謎, メディカル・サイエンス・インターナショナル, p232, 2017. ／林寛之他：危ない症候を見分ける臨床推論, 下痢, じほう, p98, 2015. ／東京都感染症情報センターホームページ(https://idsc.tmiph.metro.tokyo.lg.jp/diseases/gastro/)2022年11月確認.

35. 橈骨遠位端骨折▶橈骨遠位端骨折診療ガイドライン2017 第2版, 南光堂, 2017 ／佐藤攻：橈骨遠位端骨折, 整形外科看護, 26(5), p28-32, 2021.

36. 足関節捻挫▶今谷潤也：足関節外科10月増刊号, 38 (14), p147-158, 2019. ／日本整形外科学会：足関節捻挫, 日本整形外科学会ホームページ(https://www.joa.or.jp/public/sick/condition/sprain_of_ankle.html)2022年11月確認.

37. 急性腰痛症▶日本整形外科学会・日本腰痛学会：red flags, 腰痛診療ガイドライン2019 改訂第2版, 南江堂, 2020.

38. 有痛性筋痙攣▶石井恵利佳：けが(外傷)への対応, もしもの時に必ず役立つ！緊急・応急処置Q&A 第2版, 日本看護協会出版会, p103, 2019.

39. 異物刺創▶木野毅彦他：止血法, Emergency Care, 25 (3), p28-29, メディカ出版, 2012. ／外傷・けが, 症状からみる急変時の対応, 症状別急変時の対応ガイドブック, おはよう21, 77-78, 2011.

40. 頭部外傷▶日本救急看護学会ファーストエイド委員会編：頭部外傷, ファーストエイド―すべての看護職のための緊急・応急処置 改訂第2版, p94, 2018. ／田口裕紀子他：けが(外傷)への対応, もしもの時に必ず役立つ！緊急・応急処置Q&A 第2版, p76-144, 日本看護協会出版会, 2019. ／外傷初期看護ガイドライン第2版, へるす出版, 2011.

45. 広範囲熱傷▶日本救急看護学会ファーストエイド委員会編：熱傷深度, ファーストエイド―すべての看護職のための緊急・応急処置 改訂第2版, p122, 2018.

51. アレルギー▶日本アレルギー学会：アナフィラキシーガイドライン2022(https://anaphylaxis-guideline.jp)2022年12月確認.

52. 薬物中毒▶山中克郎編：中毒, UCSFに学ぶできる内科医への近道, p225-228, 南山堂, 2014. ／阿南英明：急性中毒(特に薬物中毒), 日本内科学会雑誌, 102 (2), p455-460, 2013.

おわりに

本書を手に取っていただいた看護師の皆さん、そして看護学生の皆さん。もし家族や友人、そして目の前にいる人が急病やけがで倒れたとき、“看護師なのだから（あるいは看護師になったら）助けられる人でありたい”。そう思いながら、日々の仕事や学業に向き合われている方もいるのではないでしょうか。

高齢化に加え、医療の進歩によって幅広い年代の在宅療養者が増えるなか、疾病を持ちながら地域で生活している人や、さまざまな健康リスクと隣合わせで生活している人も少なくありません。また、気候変動による災害や大規模な事故の発生もいつ起こるかわからない時代です。私たち看護師が病院を一歩外に出れば、もはやどこにいても急病人やけが人に出会う可能性があるのです。

「もしものとき」に自分にできることは何か。傷病者の状態をしっかりと見極め、どんな時に救急車を呼べばよいのか。適切な判断が求められるとき、本書が皆さんに寄り添う一冊となれば幸いです。

「看護師さんはいませんか？」「看護学生さんはいませんか？」という声が聞こえたとき、自信をもって手を挙げられるようになることを願っています。

田口 裕紀子

もしものときにすぐ動《うご》ける　応急処置《おうきゅうしょち》52シーン

事故《じこ》・災害時《さいがいじ》、駅《えき》・路上《ろじょう》・旅行先《りょこうさき》・イベント会場《かいじょう》など、どんな場面《ばめん》でも

2023年1月20日　第1版第1刷発行　〈検印省略〉

編　集……三上剛人《みかみたけひと》・田口裕紀子《たぐちゆきこ》

発　行……株式会社 日本看護協会出版会
〒150-0001 東京都渋谷区神宮前5-8-2
日本看護協会ビル4階
●注文・問合せ/書店窓口
▶Tel.0436-23-3271
▶Fax.0436-23-3272
●編集 ▶Tel.03-5319-7171
●https://www.jnapc.co.jp

編集協力……石畑恭歌・金森日奈・宮崎祐衣

イラスト……楠木雪野

デザイン……日本看護協会出版会編集部

印　刷……三報社印刷株式会社

©2023 Printed in Japan　ISBN978-4-8180-2544-8